文成天縱

中醫古籍稀見稿抄本輯刊

ZHONGYI GUJI XIJIAN GAO-CHAOBEN JIKAN

李鴻濤　主編

55

廣西師範大學出版社
GUANGXI NORMAL UNIVERSITY PRESS
·桂林·

第五十五册目録

麓人孫氏醫案六十八卷

（卷四十至五十一、五十三至六十八）

〔清〕孫起舜纂述

清嘉慶二十二年（一八一七）抄本

第拾壹

痙

癇

筋

腎經

孫氏醫案

麓人孫氏醫案卷拾壹本

卷肆拾

痙

卷肆拾壹

癎

卷肆拾貳

筋

卷肆拾叁

腎經

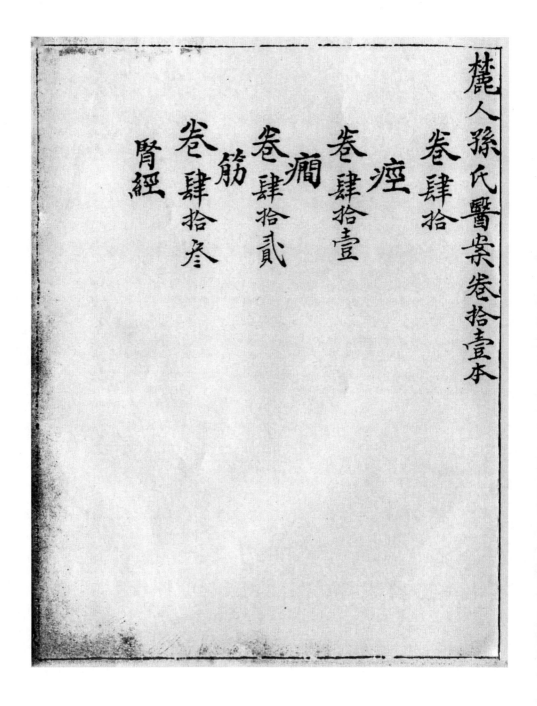

麓人孫氏醫案卷肆拾

山左歷邑麓人孫起舜纂述

男 壽亭 孫懋齡
侄 慎亭 修 參訂

痙部

分數加減存乎其人

剛痙

黃二十餘歲忽然頭搖口噤頸項强急背弓手足搐搦身熱足寒時惡寒時面赤頭熱脉六部弦長而數此為剛痙症也

羌活三分 當歸三分 黃連研分 秦艽二分

首烏炙五分 杭芍炒三分 牛夕三分 荊芥炭

木瓜五分 南星炙分 防風二分 勾藤三分

引加下姜大棗 水煎服

柔痓

王三十餘歲偶而發熱惡寒有汗項背反張脉六部沉細

羌活三分 桂枝三分 川芎未 柴胡二分

白朮炒三分 防風二分 白芷未 桔梗炒三分

當歸三分 半夏炙三分 黃芩六下 甘草分

引加生姜三片 水煎服

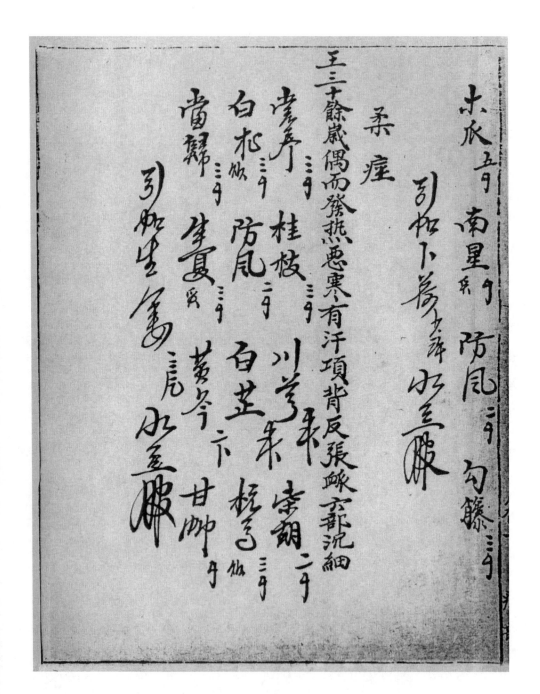

角弓口噤

張氏三十餘歲産後自汗心悸不三日而現角弓口噤耳目不睜自汗淋漓等症皆言産後水風一家驚慌六脉雜乱不敢見光亮窓灯皆閉麓彤六部沉雜乱此由平日氣虚加以産後傷血太多不榮●養故現柔痓之症

當歸三錢 熟地一兩 續斷三錢 甘草錢

川芎三錢 制首烏炙三錢 益母錢 桂支錢

引加浮小麥一把 水煎服

痓

呂三十餘歲産後忽身背拘急忽言發搐四肢拘攣不時驚悸等

症

當歸五錢　芥穗錢　羚羊角　防風錢

川芎二錢　羌活錢　麥冬米炒　白芷錢

甘草錢

引加紅糖三錢　水煎服

風症

許氏二十餘歲婦怒出汗口噤腰背反張時作時止乃怒動肝火也

當歸三錢　白朮錢　柴胡錢　勾藤錢

杭芍炒錢　茯苓錢　山梔炒錢　丹皮錢

青皮錢　甘草錢

引加卜荷分許 水煎服

痓

張氏三十餘歲因怒忽仆地良久而甦吐痰發搐口噤項強等症

羚羊錢 独活錢 棗仁炒研錢 當歸三分

苡米三分 防風分 五加皮分 川芎錢

茯神炒錢 柏仁炒研分 木香分 甘艸分

引加生薑片 水煎服

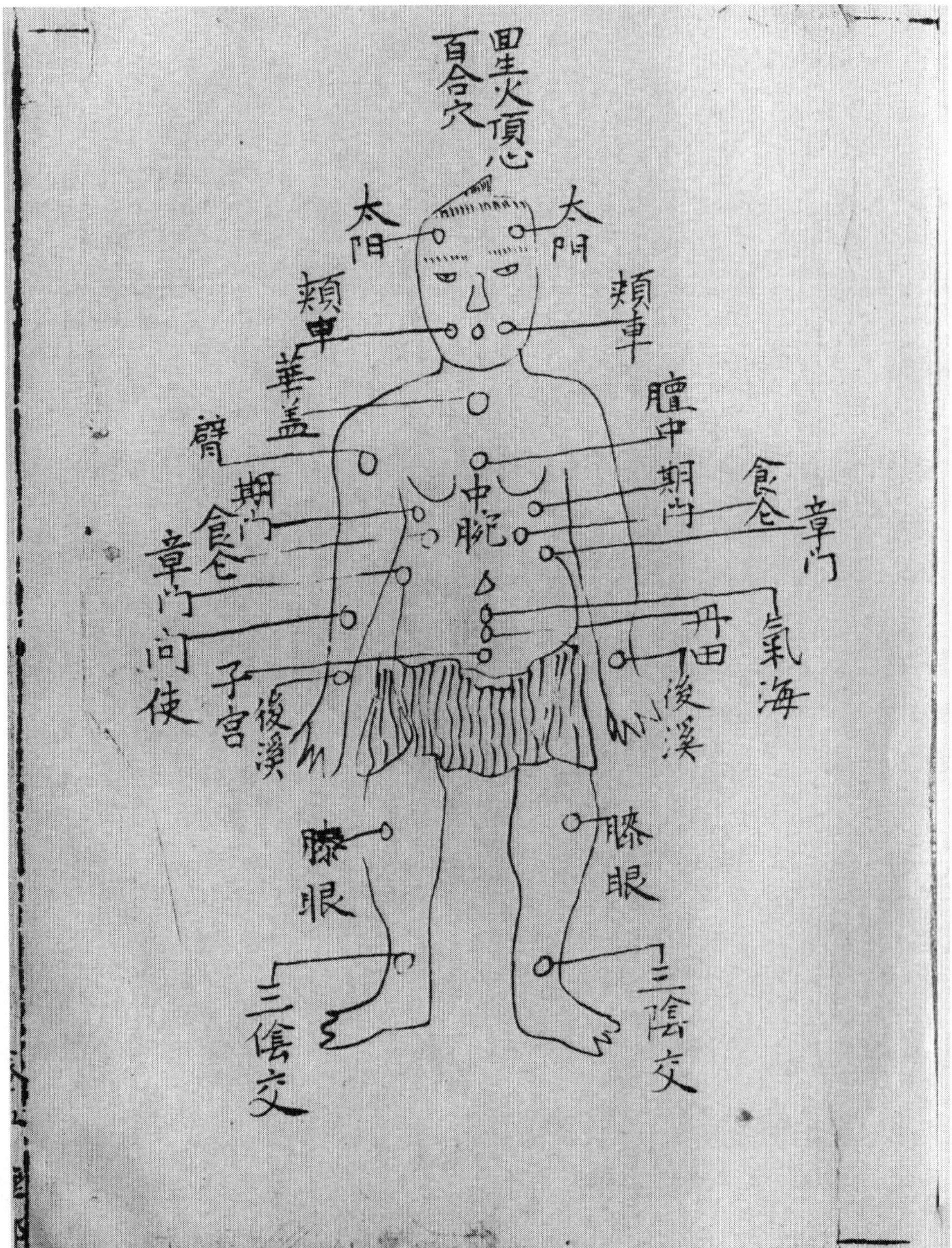
百合穴
里火頂心
太陽
太門
頰車
頰車
華盖
膻中
臂
中脘
期門
期门
食仓
食仓
章門
章门
问使
丹田
氣海
子宫
後溪
後溪
膝眼
膝眼
三陰交
三陰交

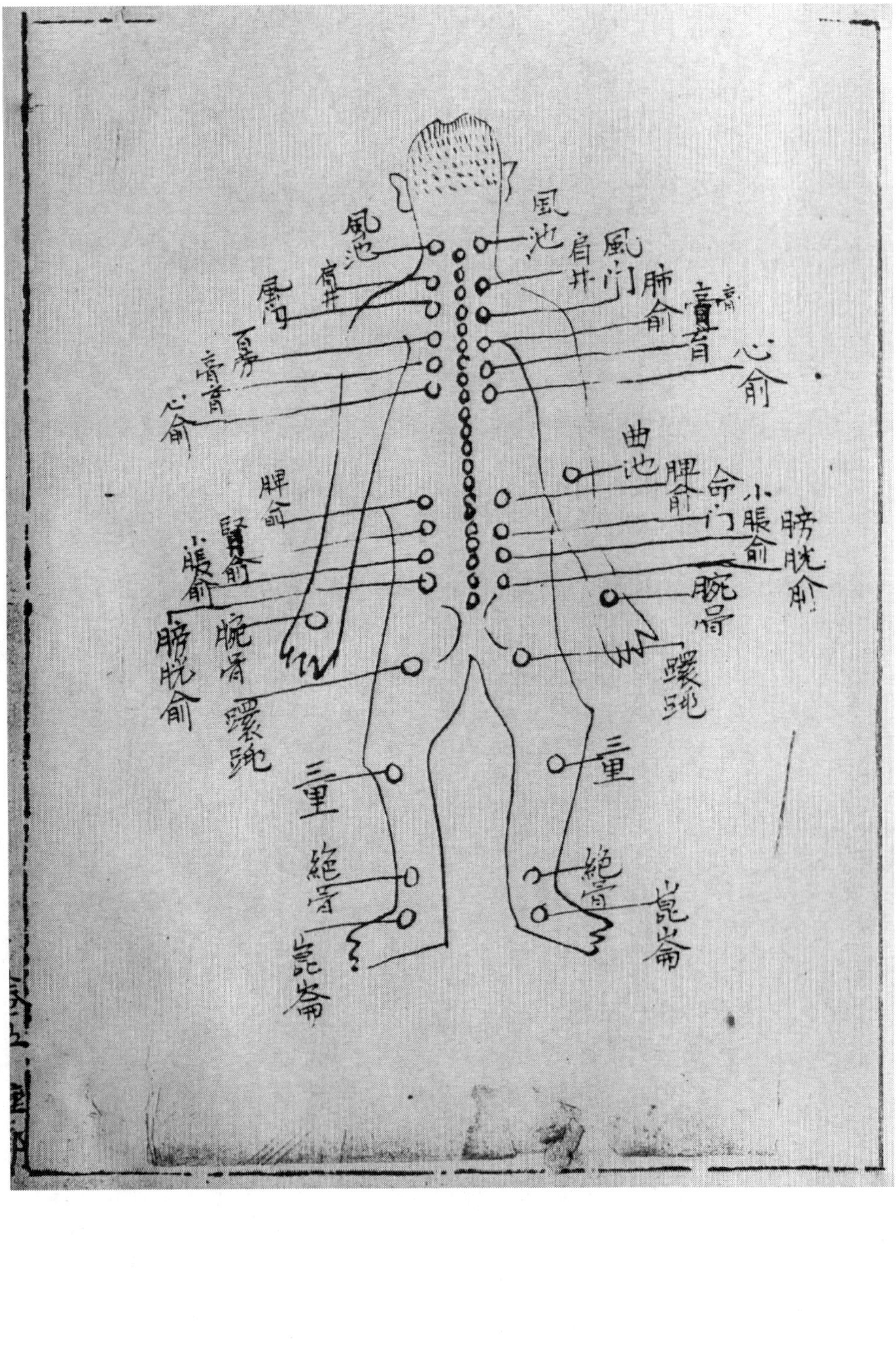
風池
風池
肩井
風门
肺俞
膏肓
心俞
肩井
風门
膏肓
心俞
曲池
脾俞
命门
小腸俞
膀胱俞
腕骨
環跳
三里
絶骨
崑崙
脾俞
腎俞
小腸俞
膀胱俞
腕骨
環跳
三里
絶骨
崑崙

麓人孫氏醫案卷肆拾壹

山左歷邑麓人孫起舜纂述

男 壽亭 孫懋齡 參議

侄 慎亭 孫懋修 抄訂

癇部 分數加減存乎其人

驚癇

孫十八歲神呆鈍沉因驚恐以致癇疾言語不甚明了此疾火阻其靈竅嚴深戒酒肉厚味靜室善調經年可愈

黃連末 黃芩一錢 小青皮二錢 枳實三錢炒

菖蒲三錢 枝子末 遠志三錢 膽星一錢

茯神 三分 甘草 分

引加竹葉 廿片 水煎服

羊癇

藴十三歲書學房偶然羊癇搐搦不省人事過即身熱憎寒惡心

勾勾 五 半夏 炙 三分 枳殼 三分 大黃 三分

枳實 炒 三分 天皮 二分 山查 三分 柴胡 五

黃連 酒 分

引加下薑 五許 水煎服

癇

孫十三歲上學觸驚初覺背書口齒不遂而漸至跳動先自唇齒口纏

至目胞兩手抽掣猶若羊癇之形而心中多知此尤異耳脈部沉弦左關浮急面白兼青此乃胆虛肝木忽動剋土以致肝風僭越故現等症治宜散風鎮痙化絡脈之匿痰瘀為要耳

勾藤 錢　柴胡 錢　天虫 炒 錢　防風 錢

玉金 研末　全蝎 三分　葛根 末　白附 炙 三分

白芥子 炒研 錢

同加鐵落花 三分　水煎服

麓人孫氏醫案卷肆拾貳

山左懸邑麓人孫起舜纂述

男 壽亭 孫懋齡 參議

侄 慎亭 修

筋部

分數加減存乎其人

筋極

張四十餘歲素日過勞四肢以致筋液耗竭故現數數轉筋爪甲皆

痛不能久立之症

當歸三錢 生地五 黃芩錢 秦艽錢

杭芍錢 熟地三錢 豬脂三錢 防風錢

甘艸 六分

引加薑汁盃 清酒一盃 水煎服

筋急

黃五十餘歲素日虛弱忽然筋急拘攣腹疼爪甲痛舌卷囊縮面色蒼唇青白不思飲食之症脚轉筋

虎脛骨 三錢 木瓜 二錢 當歸 三錢 白芍 一錢
五加皮 三錢 棗仁 炒 一錢 桃仁 去皮研 一錢 製芪 一錢
桑寄生 二錢 甘艸 一錢

引加薑 三片 水煎服

麓人孫氏醫案卷肆拾叁

山左歷邑麓人孫起舜纂述

男壽亭　孫懋齡　參議

侄慎亭　孫懋修　抄訂

腎經部

氣虛失交

孫氏五十餘歲素多病心悸自汗帶濁之症忽夜左上齒作疼白日欠安吃飯食作疼覺頭皮有熱上冲六脉沉細而数

大熟地五兩　當歸又　山藥炒三兩　丹皮三兩

山萸肉又　枸杞子三兩　茯苓三兩　澤瀉又

鹽水茯神錢　水煎服即愈

陰虛眩暈

王三十餘歲常暈覺自下衝上脈下部沉大

製首烏六錢　山藥三錢炒　鹽水茯神五錢　白芍三錢生

山萸肉二錢　丹皮二錢　煅代赭石二錢　茯苓三錢

引加青鹽一粒　水煎服

氣虛牙疼

郭四十餘歲牙疼二月有餘夜疼夜止在夜間晝日則愈所服

皆涼血清熱之劑不愈余診兩尺沉疾此緣氣虛不能潛伏

以致虛火上泛而齒乃骨之餘虛火上攻以耗氣弱故現齒疼在夜之症皆由房勞過甚氣虛之故也

熟地八分 綿黃芪三分 丹皮二分 元參一錢

萸肉一錢 澤瀉一分 山藥三分炒 龜板炙四分

鹽水炒黃柏一分

引加淡海參 丹 小芝麻

氣虛腳根疼

楊 五十餘歲本有血不勞筋之症而手曲而不伸偶而足根作疼夜甚於晝疼則發熱

製首烏八分 當歸三分 鹽水炒黃柏一錢 丹皮二分

炒杭芍二分 龜板炙四分 白蔻二分 甘草分

引加藕節三个 水煎服

腎虛遺精

一女十八歲素日氣虧水不能治火以致心腎不交水火不得既濟故現夢遺之症別無所苦服滋氣濇因等藥不效又服

柏子仁霜錢 牡蠣煅八分 石蓮研二分 茯神錢

龍骨煅八分 丹參錢 遠志炒錢 白芍生錢

甘草分

引加灯心十寸 水煎服

陰虛脛疼

阜成三十餘歲素日陰虛房勞過甚忽一日房勞後小腹小塊重
墜作疼小便不利欲便不得之象請醫治之服利药清火等
劑大效又服峻下八正散龍胆泄肝湯等劑小腹不墜即小便脛
疼甚甚如刺房勞後更甚至今三月有餘服药全不功效日服日
甚予脉此係腎虛不能納氣以致氣瘀重墜作疼腎本水火
二藏水不不能尅火虛火忽動故現脛疼之症治宜滋氣降
火四劑則全愈矣

熟地五錢　澤泄二錢　萸肉錢　梔炭錢
茯苓三錢　貝母二錢　車前三錢　生地炭二錢
甘草錢　紅花錢

引加辰砂益元散三錢 姜冲服

腎虛咳嗽

杜三十餘歲初以感冒憎寒發熱頭微疼干嗽直甚寒食欠素

虛腰疼身疼口渴發汗而惡寒不解常欲眠

熟地八錢 山藥炒三錢 丹皮二錢 肉桂去皮研五分

萸肉米 茯苓三錢 澤瀉米 附子七分

水煎服 二劑全愈

腎虛耳聾

劉四十餘歲患耳聾脈兩尺沉散此腎虛火炎耳閉症也腎為先天

之根耳乃腎竅今腎經火熾以致上焦不得清肅故現耳閉不

腮之症治宜滋陰清熱、庶得其要

熟地五錢　丹皮二錢　澤瀉錢半　菖蒲錢

萸肉二錢　黃柏鹽水炒錢半　元參三錢　菊花錢半

引加卜荷少許　水煎服

腎虛不食

吳三十餘歲，續弦月餘，逐日懶食，胃閑，動則若眩，心中恍惚等

兩尺脈浮離而急、麓人先生言氣虛之候耳

熟地五錢　山藥三錢　澤瀉錢　龜板炙四錢

萸肉二錢　茯苓三錢　丹皮錢半　杜仲炒錢半

引加淡海參兩　水煎服

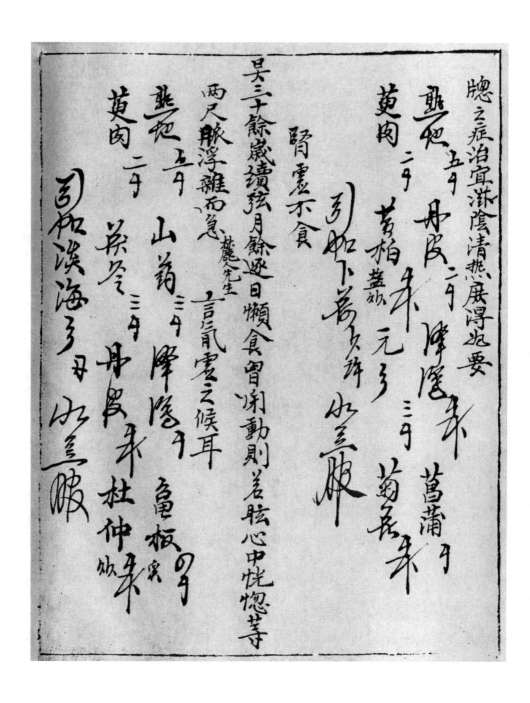

腎虛

韓四爺因妻妾心事不遂兼以氣鬱（虛肝）更吹洋烟偶然如遲之症自
冲胃脘既膺缺盆之下並肩背肩髀之下高起肉筒高脹不乱
神自懊憹不安必得手按脹處半刻即下諸症如失每日二三
次覘此是危險之疑怕變生他症不側脉六部沉细

首烏 丹 茯苓 三分 上桂 研 七下 白芍 炒 三分
龜板 炙 三分 蓯蓉 二分 當歸 三分 澤瀉 三分
製香 三分 巴戟 三分
引 枸杞子 三大尾 竹茹

孫氏醫案

第拾貳

心喜　虛損
肝怒太息癆瘵
肺悲　骨蒸
腎恐
周身
麻木痺病流注結核
血風瘢疹遊風癮瘰
疥　瘡　癬　癩
寒熱、內外熱、腫瘕澀瘍
疔毒

玉書

麓人孫氏醫案卷拾貳本

卷肆拾肆
心喜
卷肆拾伍
肝怒太息
卷肆拾陸
肺悲
卷肆拾柒
腎恐
卷肆拾捌

虚損

卷肆拾玖

癆瘵

卷五拾

骨蒸

卷五拾壹

周身

麻木　痺病　流注　結核　血風

癍疹　遊風　搔癢　疥　疿

癬　癩　寒熱　內外熱　腫瘍

潰瘍　疔毒

麓人孫氏醫案卷

山左歷邑麓人孫起舜纂述

男壽亭
侄愼亭　孫懋齡
修　參訂

心喜部

分數加減存乎其人

丁氏三十餘歲忽喜笑不休已半年矣此心火甚也經云神有餘則笑不休所謂神者火是也火得風而成焰笑之象也故用

川連錢半研　黃柏錢　茯神錢半　生地三錢
半夏炙二錢　梔子研錢半　陳皮錢　犀角鎊錢

麥冬 遠志 甘艸 子黄芩 朱

引加竹瀝三大匙 薑汁三大匙 收膏服

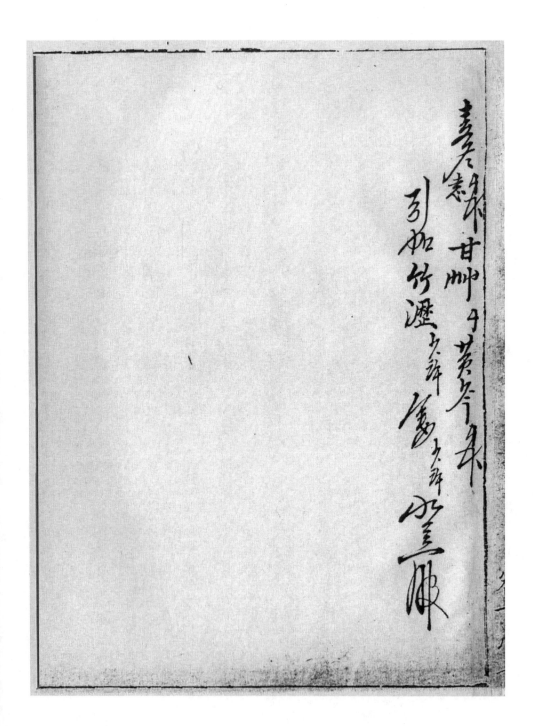

麓人孫氏醫案卷

山左歷邑麓人孫起舜纂述

男壽亭孫懋齡

侄慎修叅訂

分數加減存乎其人

肝怒太息部

徐氏三十餘歲患善怒忽忽不樂之症係肝氣此太息之症

蘇子炒研二錢　玉金研末　降香一錢　橘皮一錢

延胡研二錢　香附炙三錢　砂仁研五分　當歸一錢

甘草一錢

引加乾香元末水煎服

鬱怒

虞五十餘歲脉数舌白神呆淂之鬱怒故現太息之症

犀角一錢　羚羊一錢　玉金研三錢　遠志一錢

菖蒲一錢　半夏二錢　枝子炒一錢　茯神二錢

香附炙二錢　甘艸一錢

引鮮蓮指九寸　水煎服

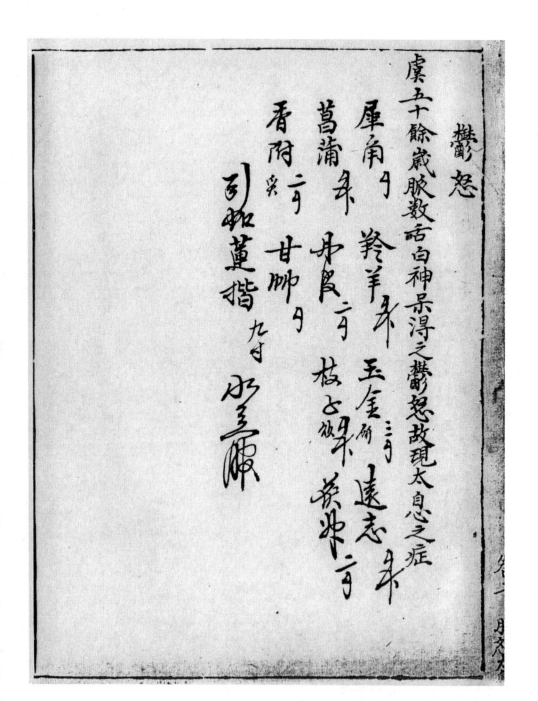

麓人孫氏醫案卷

山左歷邑麓人孫起舜纂述

男 壽亭 孫懋齡 參訂

侄 慎亭 修

肺悲部 分數加減存乎其人

悲部

李氏三十餘歲胃氣素弱爲哭母吐血咳嗽發熱盜汗經水三月不行余以爲悲則傷肺故也

製耆 耒　知母 了　台參 了　升麻 炒 三卜

歸身 耒　貝母 研 耒　焦朮 八卜　柴胡 炒 五卜

陳皮錢 桔梗錢 甘草八分

引柏把菱凡米 水煎服

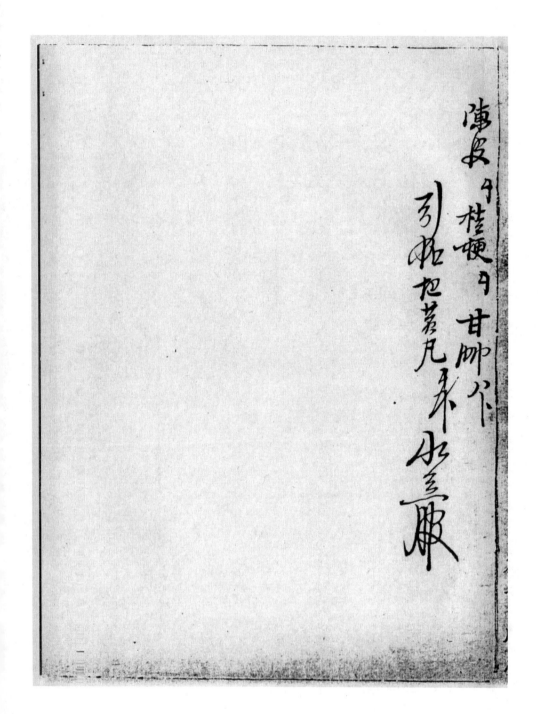

麓人孫氏醫案卷

山左歷邑麓人孫起舜纂述

男壽亭 孫懋齡

侄慎亭 孫懋修 參訂

腎恐部 分數如藏存乎其人

恐

李四十餘歲形氣俱實因大恐心不自安如人將捕之狀夜臥不安乾口渴不欲食食不知味不能獨處等症

台參錢 當歸二錢 黃柏六分鹽炒 茯神錢

遠志錢 陳皮八分 元參八分 棗仁炒研

甘肺五卜

司帖山萸肉五卜 五味七十粒 水煎服

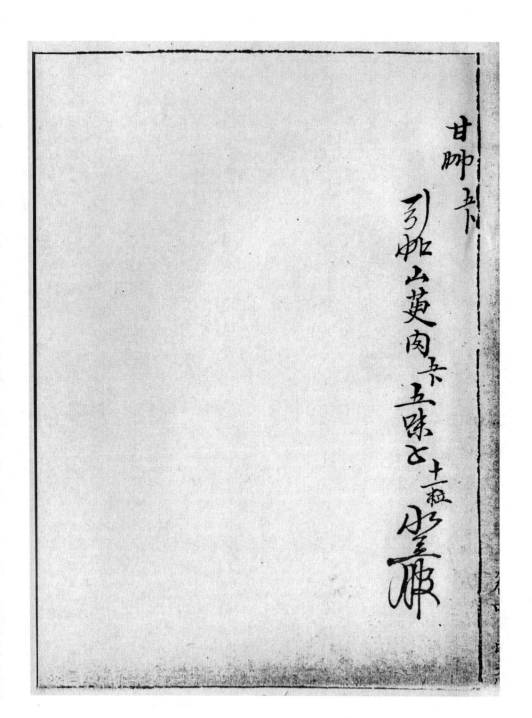

麓人孫氏醫案卷

山左歷邑麓人孫起舜纂述

男壽亭　孫懋齡　參訂

侄慎亭　修

虛損部　分數加減存乎其人

高年虛損

朱七十餘歲因勞之目無神面赤黑大便自遺不多小便臥則不利起生任其淋漓方利溲不思餘食足腫暈大

製耆二乎　鹿茸二乎　茯苓三乎　柴胡炒三卜

歸身二乎　山藥炒二乎　丹皮炒三卜　熟地五乎

萸肉二钱　五味子八下　甘草一钱

引加煨姜一塊　水煎服

勞碌虛損

王氏四十餘歲素日有喘咳之症今因勞碌疲則多夢心悸自言勞累不止喘非喘脈右三部沉細而若散離之象舌中有苔白而黄干燥前渴除不渴前曾服姜片大黄等症全不見效而愈甚自汗身凉

白芍三钱　黄耆炙三钱　茯神三钱　五味二钱

枸杞去核二钱　歸身三钱　炙冬花二钱　麦冬去心二钱

甘草一钱

引加辰砂末沖三下　水煎服

勞碌虛損反治

郭五十餘歲素勞碌傷損心脾加以怒氣思慮憂淤成疾服藥以健脾舒淤數劑覺好不甚全愈忽覜身有班點疑以瘟疫發班之說即以清熱解瘟之治皆不追前因不斷形情口不渴而微飲面向裏身無大熱面無神色二便調和指角青色論為肝淤服犀角等更加忘語論以真為瘟毒傳心經非西瓜等不可更加目直視咽者痰聲將敗氣欲離之象六脈沉微而雜不齊危險之際偶若遇此等之症須加心慎之慎之余今視之此為勞碌思慮傷損心神以致血絡不和神無所倚氣有餘更是火故現發班忘語等症治宜歸脾消遥庶可愈矣

台參三錢 五味半 棗仁二錢炒研 枸杞三錢飯

麥冬三錢去心 茯神三錢 當歸三錢 陳皮半

甘草錢

引加煨薑一塊 水煎服

高年虛損

周姫八十餘歲素心神不交思慮傷損心脾加以怒氣傷肝漸覺不舒現症不寐忽醒即心口上焦有汗自覺熱在心胸痞悶須臾即愈復覺內涼飲食不甜脉六部兩寸關似大而軟

首烏五錢黑 枸杞二錢炒 茯神三錢 小草錢

椹子五錢 當歸二錢 陳皮錢 扁豆二錢炒研

澤瀉五分　甘草分

引加元肉三分　水煎服

思慮虛損

王氏婿三十餘歲思慮勞碌心思不遂寒觸服散藥太多現咳嗽吐涎自覺心熱自汗食無味不寐不欲飲水而干脈六部沉微

東洋參三分　麥冬三分去心　茯神三分　五味子分

小生地五分　天冬三分　棗仁二分炒研　百合三分炙

製半夏三分　陳皮二分　甘草分

引加藕薺汁　水煎沖服

高年虛損

鍾七十餘歲妻妾歲少難免不弱以致神倦言語呆應心小便無序

煅龍齒錢　黨參三錢　桑螵蛸三錢

製耆着三錢　杞子生三錢　焦朮三錢　五味子二錢

益智仁二錢　升麻八分炒　棗仁二錢炒研　炙首烏五錢

山萸肉二錢　甘草錢

引桂元肉五分　水煎服

因經虛損

李氏四十餘歲前曾天癸淋漓日久與補中益氣愈已八成恐天癸

再見今已二十餘日前有腿疼頭暈胸悶皆退

黨參四錢　茯神三錢　山藥炒六錢　續斷炒三錢

白朮 素 三錢　棗仁 炒 二錢　杜仲 炒 三錢　首烏 製 五錢
杞子 生 三錢　阿膠珠 三錢　甘草 錢
引加煅龍骨 錢 水煎服

思慮虛損

魏 七十餘歲素性謹慎遇年底事不遂心以致思慮勞碌故現畏寒食少懶倦口粘而苦

製耆 三錢　麥冬 三錢　棗仁 炒 二錢　枳實 炒 三錢
歸身 三錢　茯神 三錢　首烏 製 五錢　建曲 米
甘草 錢
引加生薑 三片　大棗 三枚　水煎服

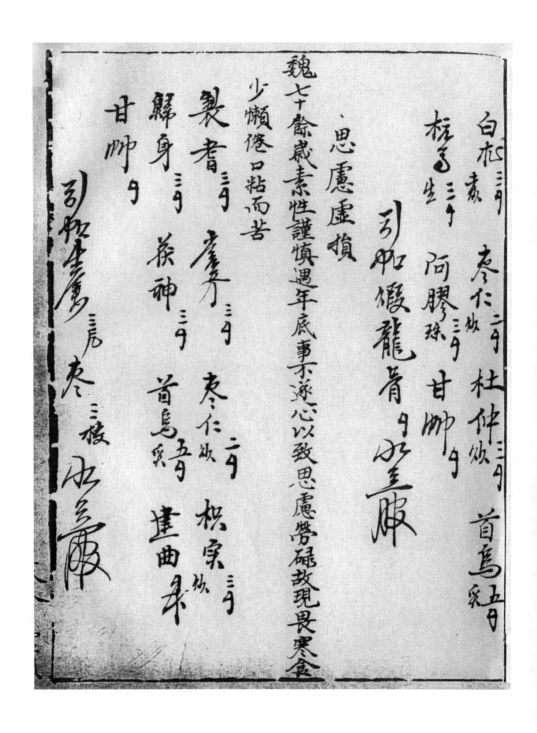

虚脱

馬五十餘歲舊有喘咳之症又服大黄損利太多以致形脱氣敗
不食用物按心處方休身常驚跳食尚可

西洋参 三分　熟地 五分　天冬 三分　製黄耆 二分
茯苓 三分　甘草 分　川貝 研 二分　寸麦冬 去心 三分
生地 五分　茯神 二分
引加猪心一个 切尾 煎湯代水煎服

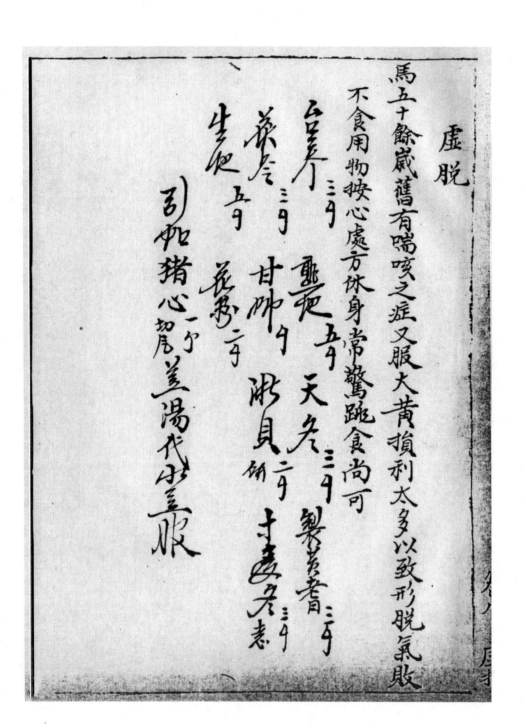

麓人孫氏醫案卷

山左歷邑麓人孫起舜纂述

男壽亭孫懋齡

侄慎亭孫懋修 叅訂

癆瘵部 分數加減存乎其人

帶癆

予女四十餘歲張氏產後三月血淋帶濁活血藥至五月更復疼迄今十月有餘腹疼更甚不分晝夜形脫肉敗血滯甚多又兼有血塊食少不能起床小便短少小腹脹疼無神脈六部沉微

桃仁泥八分 邊桂研分 灵脂炒八分 茯苓三分

當歸五錢　鈴子三錢　白朮焦三錢　澤瀉三錢
猪苓三錢　牡蠣煅研二錢　甘草一錢
引加鹿角霜三錢　水煎服

血枯癆

孫氏二十餘歲血枯癆咳嗽吐涎熱在熱自汗食少形體枯敗脈右三
部浮洪而急
山茱炒六錢　麥冬二錢　扁豆炒研三錢　淛貝研二錢
茯苓三錢　丹皮三錢　阿膠炒珠三錢　百合炙三錢
五味子一錢　甘草一錢
引加生薑三片　水煎服

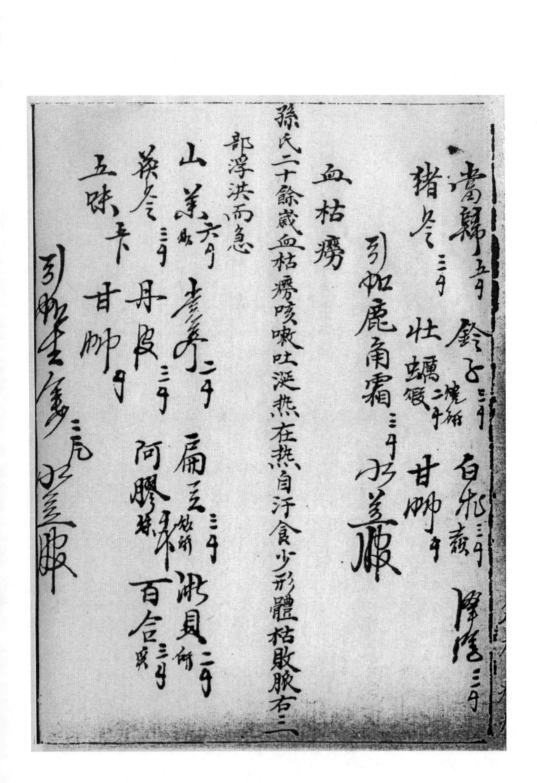

血疳癆

沈氏三十餘歲産後曾服党參三両 産後惡露未見服黑豆等即見惡露常有憎寒發熱腹脹白帶日見削瘦泄瀉小便溢

少脈六部沉數而軟

東洋參 二錢　山藥 炒 五錢　扁豆 炒 三錢　五味 三分

寸麥冬 三錢 去心　苡仁 三錢　小橘紅 錢　陳倉米

生甘草 五分

引 加冬瓜仁 三錢 水煎服

童女癆

李女十八年歲身熱憎寒口干嗽食便頻形枯六脈細數

東洋參 三錢 山藥 炒 三錢 扁豆 炒 三錢 丹皮 三錢
炙甘草 三錢 蓮子 去心 二錢 茯苓 二錢 骨皮 三錢
寸麥冬 去心 三錢 青蒿 二錢
引加核桃仁 一個 水煎服

女癆

何氏廿餘歲勞瘵干咳發熱不時畏寒體瘦形敗天癸五月未潮少食面體干枯口苦有火自飲黃連水又覺心涼脈六部洪大而軟

麥冬 三錢 膠珠 錢 陳皮 錢 川貝 去心研 二錢
百合 炙 三錢 山藥 炒 六錢 茯苓 三錢 甘草 錢

引和猥集丸 水送服

癆瘵

平二十餘歲形枯肉敗喘急不得接續

東洋參二錢 五味子九分 北冬仁研 米 甘草錢

大麥冬去心二錢 蜜百合二錢

引和元肉三分 水送服

虛癆

劉四十餘歲病久喘咳形氣脫敗危險之際

薏仁三錢 東洋參二錢 麥冬去心二錢 棗仁炒研 米

川貝錢去心 蜜百合三錢 甘草錢 橘紅八分

引加童便少許 半盞 百沸湯冲服

血枯勞

崔氏四十餘歲多氣目晡憎寒夜熱喘咳目胞腫面有塵色不食便干等症

山藥炒三錢　五味五分　東洋參三錢　丹皮三錢

麥冬去心三錢　枸杞五錢　茯苓塊三錢　寸云三錢

甘艸錢

引加童便少許 冲服

脫榮勞

龔四十餘歲吃大烟三二錢之多兼以日用拮据之甚心事不遂

以致未能飲食枯瘦如柴大便數日未行

山藥三錢炒 扁豆二錢炒 寸云三錢 百合三錢蜜

蓮肉三錢 枳殼二錢炒 小青紅米 甘草錢

引加橘餅一角水煎服

蓐癆

池氏二十餘歲產後蓐癆發熱咳嗽作喘自汗形脫肉敗之象

參三錢 五味子 山藥六錢炒 棗仁二錢炒

麥冬三錢去心 大熟地八錢 茯苓三錢 丹皮三錢

牡蠣三錢煅 萸肉三錢

引加橘餅一角水煎服

勞熱

𥢆氏念餘之歲自五月食少嘔酸神倦至七月則發熱憎寒夜則益甚交寅時則熱退兼有白帶日見削瘦覓服退熱逍遙鱉甲等藥似效非效黃瘦唇淡懶語夢多恍惚脈右關沉軟而浮急漸至晝夜皆熱按之身熱自不覺熱夜則盜汗等症

臺黨參 二錢　當歸 錢半　柴胡 五分

製黃耆 二錢　焦朮 錢半　茯神 二錢

炒冬仁 研 錢　枳殼 炒 錢半　陳皮 錢

生甘草 錢

引如蓮業一角 [illegible]

血枯癆

張氏三十餘歲生育多胎月經不調兩足發熱年餘其身亦熱勞則之酸痛又年許唇腫裂痛又半年唇裂見血形體瘦瘦倦餘食無味月水不行此氣血俱衰之波誤用通經丸等藥後傷氣血遂致不起惜哉惜哉

慎之慎之

麓人孫氏醫案卷

山左歷邑麓人孫起爵纂述

男　壽亭　孫懋齡　參訂

侄　慎亭　修

骨蒸部

分數加減存乎其人

骨蒸

程三十餘歲骨蒸壯熱肌瘦舌紅頰赤口乾等症此火炎上竭真陰消鑠故現是症

炙鱉甲錢　柴胡錢　青蒿五分　知母五分

地骨皮錢　秦艽五分　烏梅一個　當歸五分

壽册 六卜

司[illegible]生[illegible] 氏 [illegible]藏

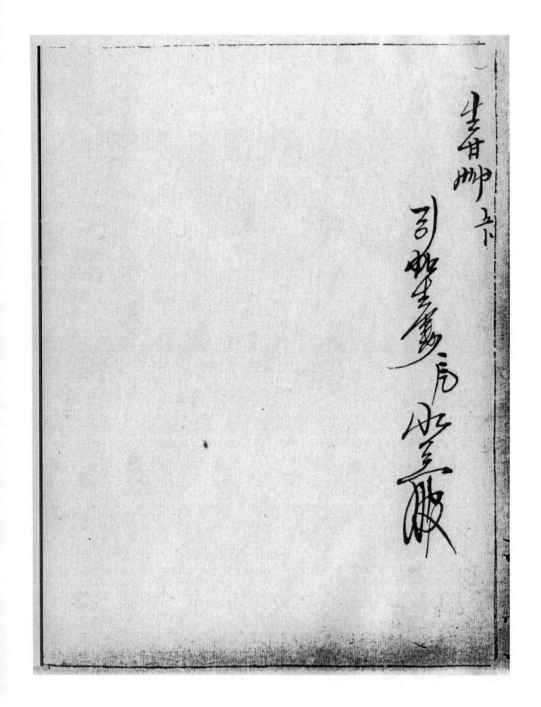

麓人孫氏醫案卷

山左懸邑麓人孫起舜纂述

男壽亭孫懋齡參訂

侄慎亭孫懋修抄

周身部 分數加減存乎其人

周身麻木

劉氏三十餘歲素有肝脾氣血不和舊症而兼有麻木自頭至足畧飲水即吞酸食不香甜等症

製黃耆三分 焦朮三分 杭芍三分炒 陳皮二分

當歸身三分 茯苓三分 半夏三分炙 枳殼三分麩炒

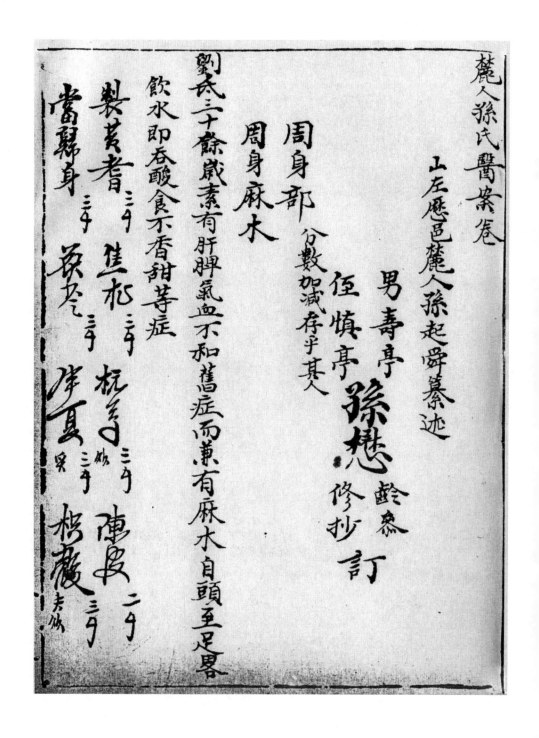

製香附五錢 甘草一錢

引加生姜三片 老米嘴三錢 芝麻

郭氏三十餘歲周身不時作麻麻後作疼

周身麻木

製香附三錢 桂枝炒三錢 黄芩三錢 陳皮二錢

川玉金二錢研 蒼术炒三錢 降香二錢 檳榔三錢

生甘草一錢

引加生姜三片 胡芝麻

周身麻木

李三十餘歲虛弱日久自汗周身四肢麻木不甚覺知 知

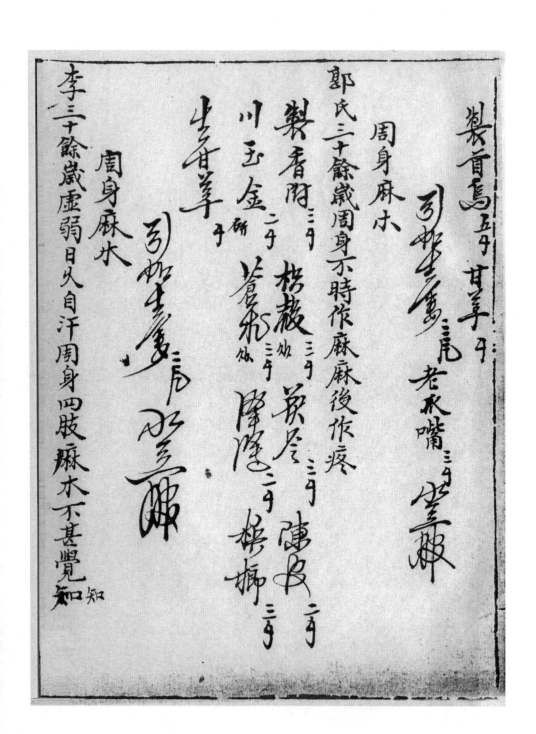

製首烏丹 干薑三分 製黃蓍三分 [illegible]三分
炮附片二分 桂枝三分 石菖蒲三分 歸身三分
生甘草分
引 牡蠣粉三分 [illegible]

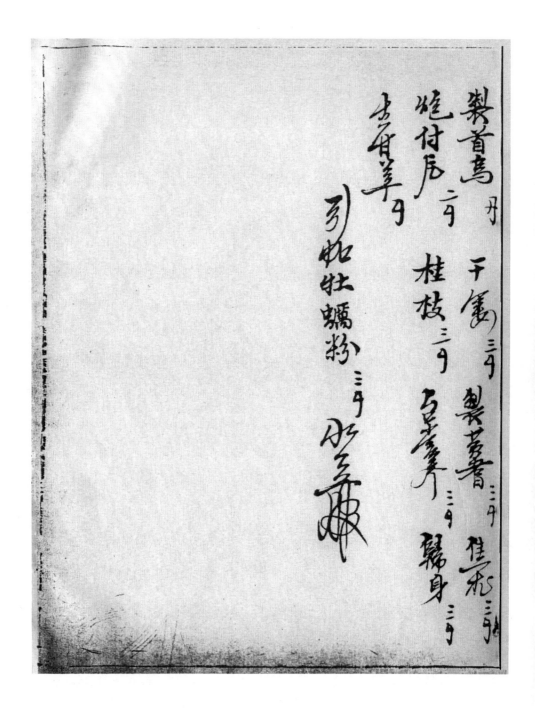

痺病

宗 三十餘歲病者長夏霉天奔走內踝重墜發疰下焦痛起繼而筋掣及於腰髖左臂經云傷於濕者下先受之夫下焦奇脈不流行內踝重着陰維受邪久必化熱爍血風動內舍乎肝胆所謂少陽行身之側之也余診右脈緩左脈實濕熱溫處血絡之中搜逐甚難此由濕痺之症失治延為痿癈況痾矣

鹿角霜 錢　白朮 生 錢　桂枝尖 四分　茯苓塊 八分
撫川芎 分　當歸鬚 分　白蒺藜 六分　茶菊花 九朵
生甘草 六分
引加桑枝 七寸 水煎服

流注

李氏三十餘歲先肢體作疼後患流注發熱惡寒食少脇脹月經不調痰盛喘嗽五心煩熱燥健忘驚悸盜汗無寐之症

當歸一錢　生地炒二分　川芎三分　棗仁炒研五分
茯神炒一錢　麥冬八分　熟地一錢　白芍二分
黃耆三分　遠志炒二分　木香三分　甘草三分
引加龍眼肉二分　水煎服

結核

張氏二十餘歲偶然周身起疙瘩成片搔癢心悶懊憹不安赤色鼻乾燥結核如豆等症

蟬退十片 生地五分 膽皮二分 黃芩三分

浮萍二分 丹皮二分 蘇梗二分 連翹三分

麦冬去心三分 知母二分

引燈心草大許 水煎服

王氏三十餘歲素經事不調肢體枯核如榛如豆不計其數隱於肉裡其色不變三年餘矣大按則疼按以降火消毒藥乃不按自疼兼熱作渴日晡益甚經水過期右關脈數

柴胡 六下　山梔 炒 六下　胆草 炒 六下　土鱉甲 六下

當歸 月　川芎 月　芍藥 炒 二分　於白朮 炒 六下

茯苓 六下　木瓜 六下　苡米 炒 六下　甘草 三下

引加藕節 九枚

[illegible]

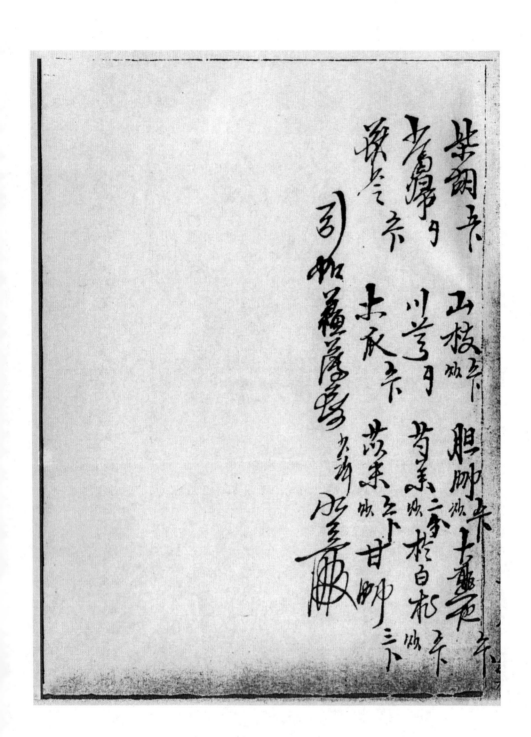

血風

池氏三十餘歲瘙痒發熱日晡益甚皮膚赤暈月經過期此血虛而有熱也

白朮炒六分　當歸一錢　山梔炒六分　熟地一錢
茯苓八分　枳殼炒八分　丹皮六分　柴胡六分
甘草三分

引柏蘿蔔葉少許　水煎

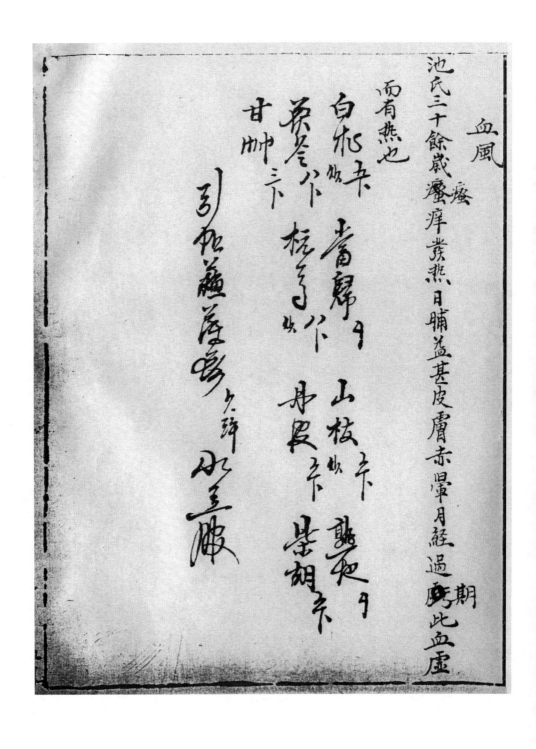

癍疹

周身起癍

桂六十餘歲素有喘嗽吐血之症偶而周身生癍紫色如痂色稠密無对人言皆說楊梅痘手指不見鼻闻輕粉药即退咳嗽更甚

生地五钱 玄参三钱 [illegible]三钱 川贝二钱去心

麦冬三钱去心 桑皮三钱炙 丹皮三钱炒 当归二钱

甘草一钱

引加藕節[illegible]服

麻疹

高二十餘歲感寒發疹兩手臂周身發泄瀉日五六次疹即隱而

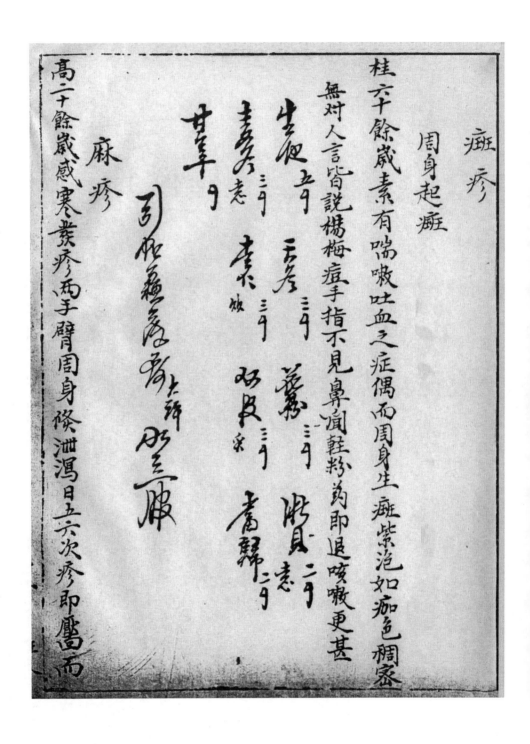

不紅忽發熱而即紅熱過則仍白面目泡腿作腫腸鳴小便赤少
不渴憎寒不熱嘔酸飲水即嘔脈六部沉細

白术炒 三錢　澤瀉 三錢　半夏薑 三錢　桂枝 二錢
茯苓 三錢　猪苓 三錢　當归炒 三錢　葛根 一錢
陳皮 一錢　甘草 一錢

引加生姜三片 酒一盃 水煎服

麻疹

劉女十五六歲忽而寒作口渴忽而赤身有疹瘫（音点）咳嗽

荊芥 一錢　玄參 三錢　牛子炒 一錢　毒乃 二錢
防風 一錢　川貝 一錢　蟬退 九个　黃芩 二錢

甘艸一錢

引加芫荽少許 水煎服

瘢

張 五十餘歲 勞碌瘀悶 氣滯不舒 曾因感寒 而肩前後胷背兩顴腮發出如瘢如痘 先紅後紫 板蓋 身熱悶躁 不食 服解毒清涼藥月餘 更不食 而熱不解 口不渴 脉六部沉數

赤芍三錢 白仙皮二錢 蒼朮炒二錢 香附炙三錢

蟬退十個 桃仁炒二錢 神曲炒二錢 川芎二錢

枳殼炒三錢 甘草一錢

引加小麥二兩 大棗五枚 鮮竹葉三片 水煎服

服之五劑痳色淡渴安而愈

痳

程　五十餘歲年底思慮操勞忽然週身起痳青紫色皆稱楊梅結毒所服五虎湯等劑兼有毒藥以致夜語恍惚惓懸之甚

製首烏三錢　沙參三錢　茯神三錢　五味子
當歸身三錢　白术炒三錢　杏仁炒二錢　麥冬三錢
煅龍齒錢　甘草錢　白芍生三錢
引加辰砂末三分　水盞冲服

遊風

起雲疕

鈕氏二十餘歲偶而周身起雲疕疙瘩痒甚心中水亂

浮萍錢 丹皮三錢 黃芩二錢 白仙皮二錢

羌活二錢 青蒿三錢 悫 桔梗三錢 生蟬退十個

甘艸錢

引帕子頭二錢 水煎服

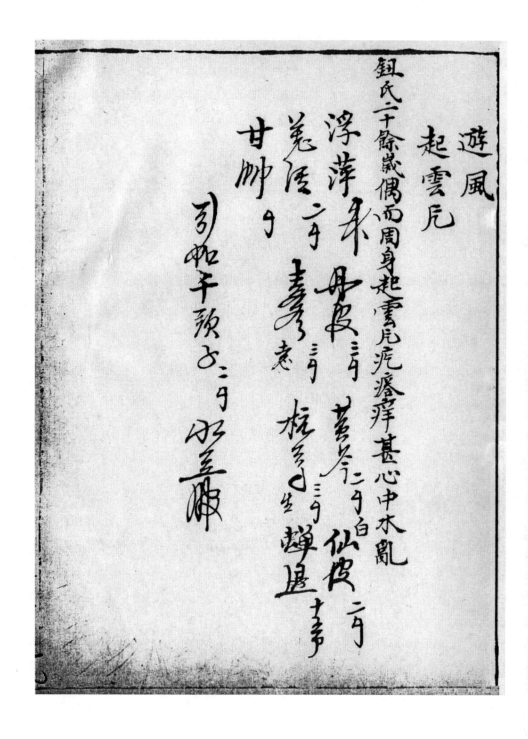

搔癢

起疙瘩搔癢

李六十餘歲腰以下起疙瘩如粟忽起忽落極痒紅色

蟬退五分 生地二錢 殭蠶八分 蒺藜錢

赤芍錢 紅花錢 白蘚皮一錢 荊芥錢

防風一錢 連翹錢

引加蒼耳子五個 水煎

膚粟作癢

王五十餘歲素日瘦弱脾虛陰虧自欲用參泡酒飲之數日又食羊肉因忽然脊背兩肩膊起如粟遇熱則痒甚

生地三錢　蟬退十五个　麦冬三錢去心　地骨皮二錢
赤芍三錢　黃芩二錢　仙皮二錢　丹皮三錢
引加蘆葦十个　水三盅煎服

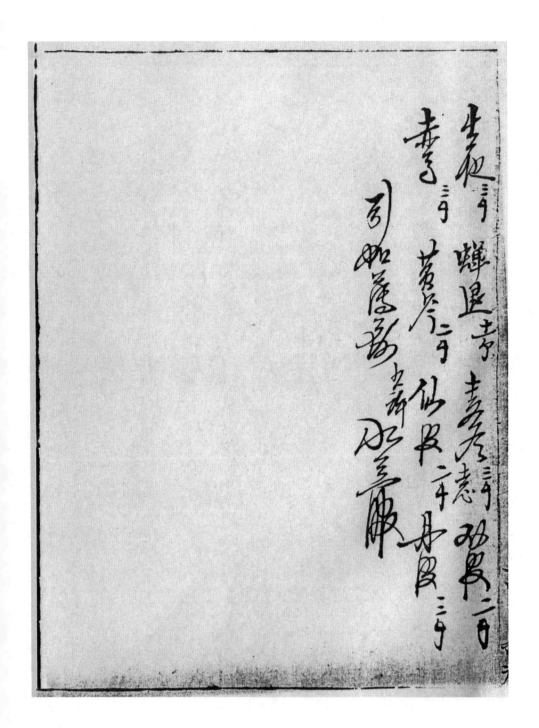

張氏三十餘歲素日起氣血不和日晡寒熱薫以周身起疙瘩有水似疥

干疥

茅朮麸二錢　蟬退一錢　防風三錢　黃芩三錢

伏皮二錢　茯苓三錢　柴胡[illegible]　山梔研三錢

丹皮三錢　當歸三錢　桔梗炒二錢　甘草一錢

引加浮萍少許水煎服

干疥

王三十餘歲歲周身干疥夜則痒甚

仙皮三錢　赤芍三錢　蒼朮麸三錢　防風一錢

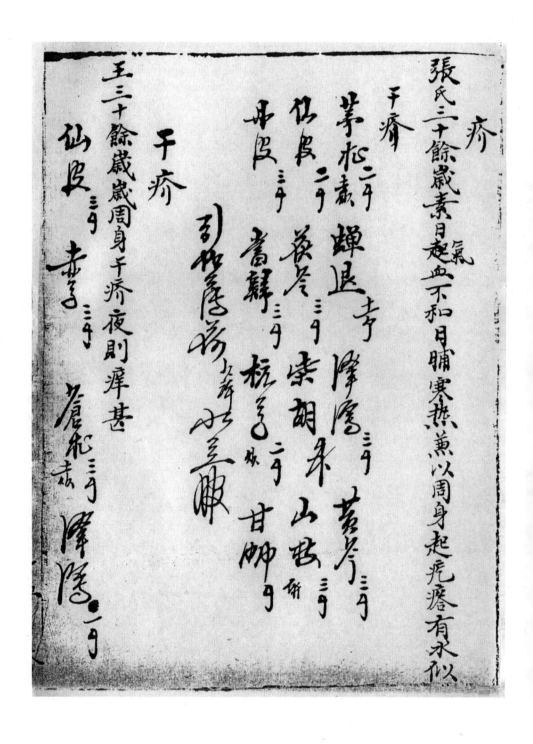

蟬退十二个　生地五錢　蘇尺三錢　黄芩二錢

荊防各錢　山查三錢研

引加燈心廿莖水煎服

赤小豆一两　茅术六分　黄香六分　白芷[illegible]

此藥味共研細末未破者用鹽滷同藥末干搽已破者用香油調敷即愈

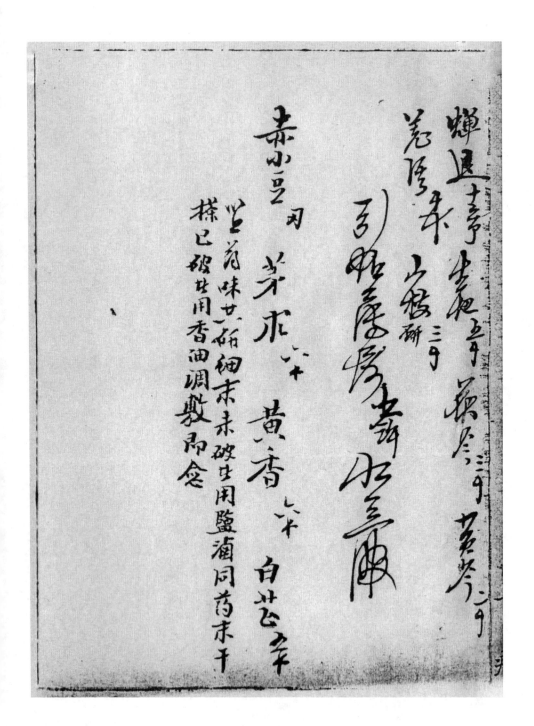

痱

王二十餘歲夏月患痱經云汗出見濕乃生痤痱汗出則虚矣露卧見風沐浴見濕使人身振寒熱以致生痱之症

羌活一錢　麻黄六分　藿香七分　川芎八分
白芷七分　桂枝六分　蒼朮一錢（炒）　杏仁一錢
陳皮八分　半夏（製）七分　甘草六分
引加生姜一片　加葱

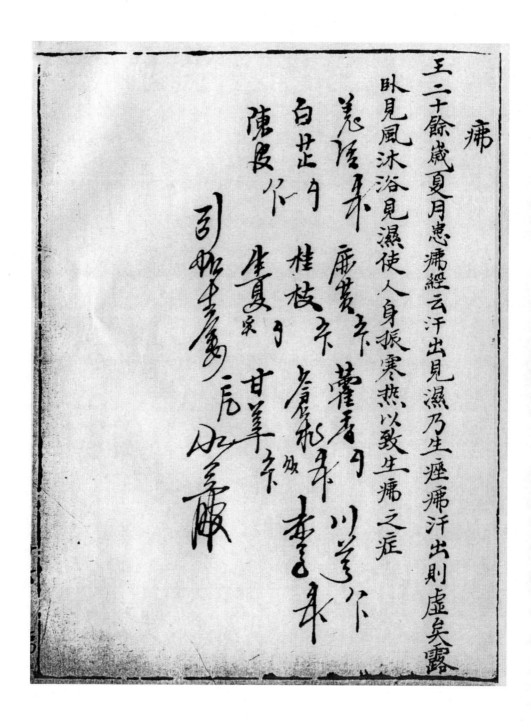

癬

鄔四十歲週身作痒有癬之處此痰因於濕火而變熱壅於經隧
變現成癬之症

連翹錢半　赤芍錢半　僵蠶錢炒　仙皮二錢
防風錢半　升麻錢半　滑石三錢　浮萍錢
甘草錢半

引加蘆[illegible]大許　分三服

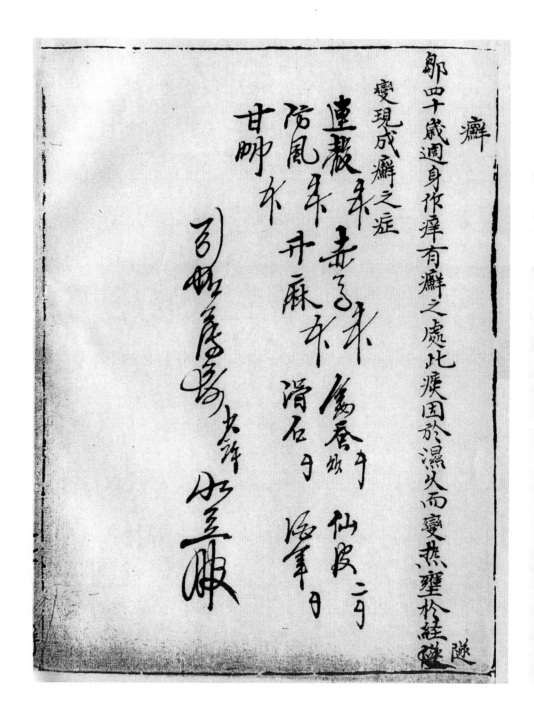

顫

胡 六十餘歲忽然手足顫動自覺内寒之症

南星(炙)錢 台參米 (炙)白附八下 殭蚕(炒)錢

半夏(炙)米 旋附花錢 茯苓錢 川烏錢

沒藥(炒)之卜

引加清酒一大許 水煎服

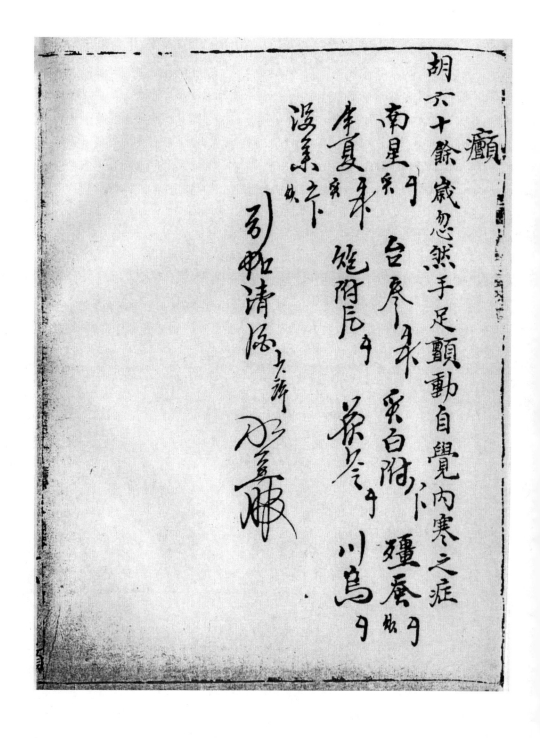

寒熱

范氏三十餘歲日晡憎寒夜熱服參耆二劑晝夜皆熱心悸脈六部沉

當歸二錢 茯神三錢 柴胡米 骨皮三錢

杭芍炒二錢 佳形二錢 丹皮三錢 龜板酥炙四錢

引煨生薑三片 棗二枚 水煎服

寒熱

王氏三十餘歲日晡憎寒夜熱咳嗽咽喉疼會厭後腫破白色

形枯心熱不渴脈六部沉細而數

東沙參三錢 五味三下 山藥炒三錢 澤瀉米

寸麥冬三錢 大生地辛 茯苓三錢 丹皮三錢

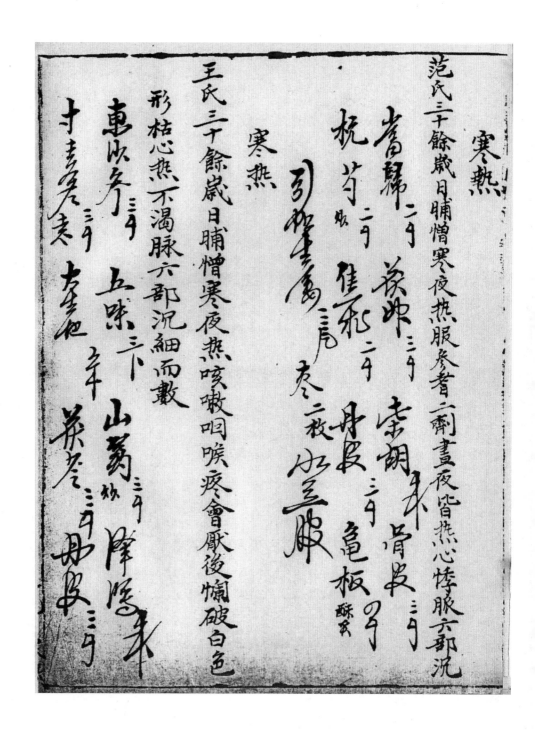

鹽水炒黃柏錢　天冬三錢　引加童便少許　冰糖

日晡寒熱

吴三十餘歲日晡憎寒夜熱胸悶食少

當歸三錢　焦梔[illegible]三錢　柴胡二錢　骨皮三錢

杭芍三錢炒　茯苓三錢　丹皮三錢　枳殼炒三錢

北柚二錢　甘艸錢

引加蘆根少許　冰糖

寒熱、

錢氏三十餘歲憎寒壯熱、日晡尤甚心悸胸悶等症

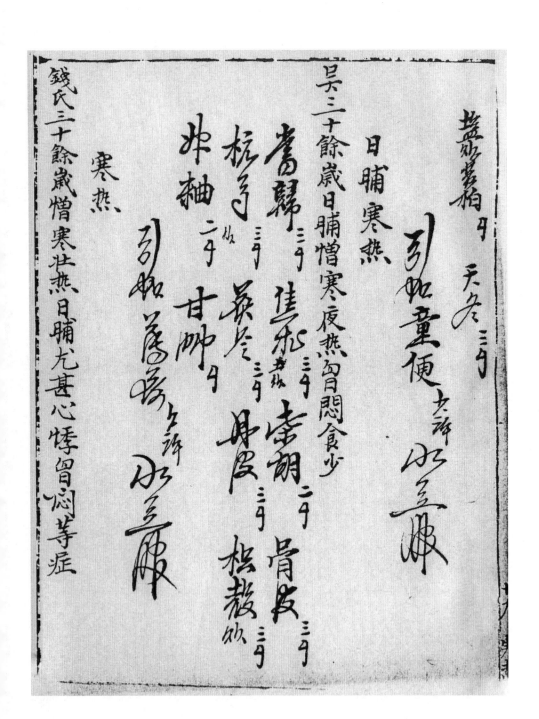

柴胡三分 桂枝炒三分 白术三分 骨皮三分
當歸三分 茯神三分 丹皮三分 枳殼炒三分
甘艸分

引 煨生姜三片 水煎服

寒熱

陳 十五六歲年幼氣多忽而日晡寒熱日見削瘦食少體倦腹疼

當歸三分 白术三分 柴胡二分 丹皮三分
桂枝炒三分 茯苓三分 鱉甲炙四分 骨皮三分
枳殼炒三分 炮姜八分

引 煨生姜三片 大棗三枚 水煎服

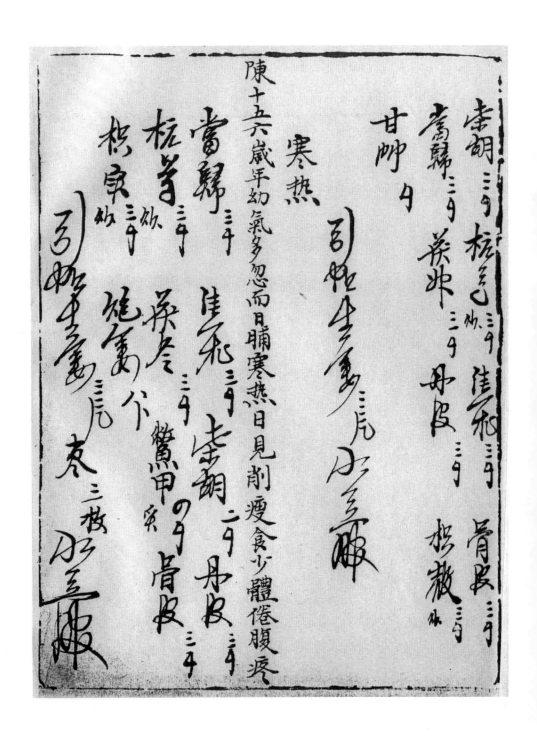

張氏三十餘歲食粘羔後得氣悶以致日晡寒熱夜則惡心等症

當歸三錢　杭芍三錢炒　柴胡二錢　青皮三錢

蒼朮三錢炒　茯苓三錢　丹皮二錢　枳殼三錢炒

檳榔五錢　甘草錢

引加生薑三片　水煎服

内外熱

吳氏三十餘歲咳嗽交三更則胷膈内熱熏身熱飲食不甜

生地六分　當歸三分　丹皮三分　骨皮三分

枯芩炒三分　貝母三分　柴胡八分　鱉甲炙四分

山梔炒二分　甘草一分

引枇杷葉去毛　水煎服

腫瘍

賈四十餘歲偶生腫毒發熱嘔便秘飲冷舌干口苦脉六部沉實之症故用

川羌活 三分　防風 二分　山甲 炙 分　紅花 分

忍冬藤 三分　白芷 末　皂刺 分　歸尾 末

酒川軍 二分　黃連 研 分　連殼 三分　草節 分

引加清酒 半鍾 水煎服

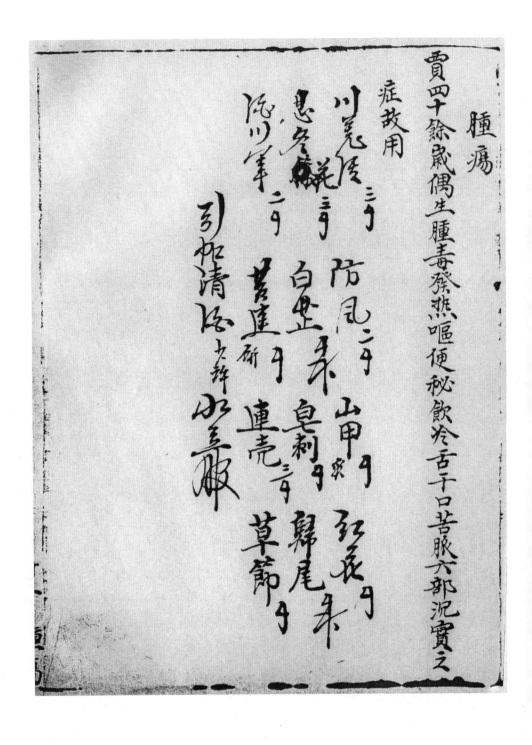

潰瘍

郭四十餘歲瘍潰膿血去多元真大耗脈無力不不嗜食惡心中洲不振寐則驚惕之症

黄芪三錢 焦朮三錢 陳皮二錢 茯神三錢

歸身三錢 白芍三錢炒 五味分 棗仁三錢炒

炙草錢

引加鮮藕一兩 水煎服

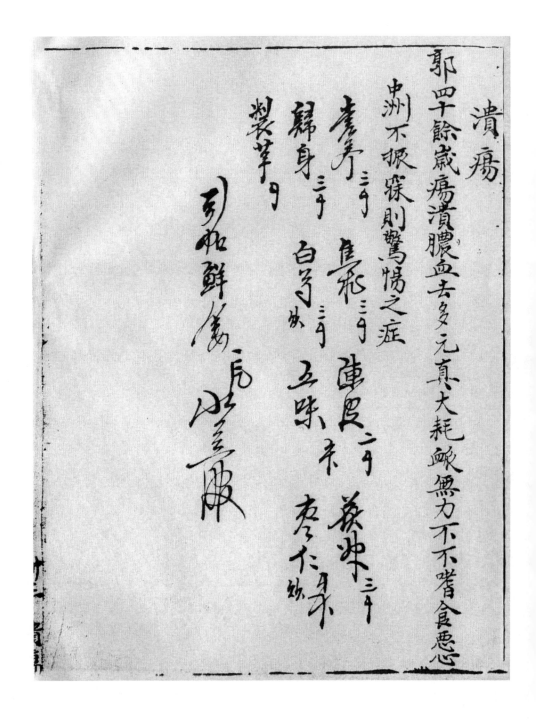

疔毒

黄三十餘歲忽患大疔寒熱瘡边麻漸至
遍週身作痛應心嘔逆足冷至膝四畔紫黑等
症

川連研一錢　連翹三錢　山甲炙一錢　沒藥炙一錢
山梔研二錢　黄芩三錢　乳香炙二錢　双花三錢
牛蒡炒研二錢　黄柏二錢　甘艸一錢
引加灯心廿寸水煎服

麓人孫氏醫案卷拾肆本

卷五拾叁
秋疫
卷五拾肆
冬疫
卷五拾五
針邪呪

麓人孫氏醫案卷五拾叁

山左歷邑麓人孫起舜纂述
男 壽亭 懋齡
侄 慎亭 修 叅訂

分數加減存乎其人

秋疫部

杜五十餘歲秋疫初感憎寒壯熱身疼胷悶等症

羌活三錢　枳實三錢夫炒　杭芍三錢炒　黄芩二錢
紫蘇三錢　梹榔五錢　神麯三錢炒　甘草一錢
引加生薑三大片　葱三寸　水煎服

孔三十餘歲得疫服藥不效是症初則天癸未期而止

卽病疫症時下平眠如倒臥口干身如繩縛兼以妄語

煩燥夜現等症

台參一錢 柴胡一錢五 生地一兩 荊芥二錢

元參一兩 黃芩一錢五 杭芍三錢炒 桃仁二錢炒研

陳皮一錢五 甘草一錢

引加鮮竹葉三十片 水煎服

朱氏四十餘歲六月之孕忽秋疫但口渴舌燥自覺

煩悶四日未大便之症

生地一兩 杭芍三錢 黃芩二錢 梹榔四錢

當歸三錢 陳皮二錢炒 枳实三錢炒 甘草一錢

引加鮮薑三片水煎服

張三十餘歲憎寒壯熱胸悶惡心不食等症

紫蘇三錢 枳實三錢土炒 檳榔三錢 陳皮二錢

半夏三錢製 羌活三錢 茯苓三錢 建麯二錢

甘草一錢

引加鮮薑三片 葱三寸 水煎服

陳二十餘歲憎寒壯熱胸悶惡心頭運等症

羌活三錢 檳榔五錢 半夏三錢製 陳皮二錢

紫蘇三錢 枳實三錢土炒 茯苓三錢 建曲二錢

柴胡二錢 甘草一錢

引加生薑二片 葱白三寸 水煎服

高二十餘歲秋疫愈而又服腹身熱口渴略飲即嘔夜甚于晝食少不寐小便少

仄薑三錢 半夏製三錢 澤瀉三錢 生地五錢

陳皮二錢 茯苓三錢 蒼朮土炒三錢 枳實三錢

檳榔四錢 甘草一錢

引加生薑三片 水煎服

趙三十餘歲秋疫復以致夜熱不寐口干飲即干嘔胸悶不食等症

生地五錢 半夏製三錢 黃連姜炒一錢 知母三錢

蔞仁五錢 枳實三錢炒 梹榔五錢 花粉三錢
紫蘇三錢炒 羌活三錢 甘草一錢
引加生薑三片 水煎服

李二十餘歲秋疫無汗口渴胸悶前服川軍六錢大便不行憎寒自不覺熱惡心六脉沉緩

淡豆豉三錢 蘇葉三錢 枳實三錢炒 陳皮二錢
青蒿梗三錢 羌活三錢 梹榔五錢 茯苓三錢
製半夏三錢 甘草一錢
引加生薑三片 葱三寸 水煎服

杜三十餘歲秋疫不多妄語退後時下齒干舌胎滑而積

粉列紋口渴但寐則必倒臥自覺胃脘略疼欲走大便方好飲水即嘔之症

台參一錢 黃芩一錢五 生地一兩 檳榔五錢

柴胡一錢五 枳實三錢 元參一兩 杭芍三錢

當歸一錢五 陳皮炒一錢五 葛根一錢五 甘草炒一錢

引加竹葉一百尺 水煎服

李四十餘歲秋疫口干齒燥身熱夜甚于晝身疼

羌活三錢 黃芩三錢 當歸二錢 知母五錢

柴胡三錢 生地兩 杭芍炒三錢 花粉五錢

甘草錢

引加生姜三片 水煎服

短四十餘歲秋疫以致臥如倒豎口干齒燥飲水夜則心煩悶燥脉六部沉惟兩尺沉數

白芍一錢 陳皮錢 黃芩錢 生地錢
荊芥二錢 柴胡錢 元參錢 杭芍三錢 炒
甘草錢

引加青蒿三錢 水煎服

孔氏三十餘歲秋疫後吐衄血兩脇作疼之症

小生地八錢 丹皮三錢 玉金三錢 研 枳殼三錢 炒
炒杭芍三錢 香附 炙 三錢 元胡 研 三錢 建曲二錢

檉柳三分　甘草一分
引加藕（藕）五片　水煎服

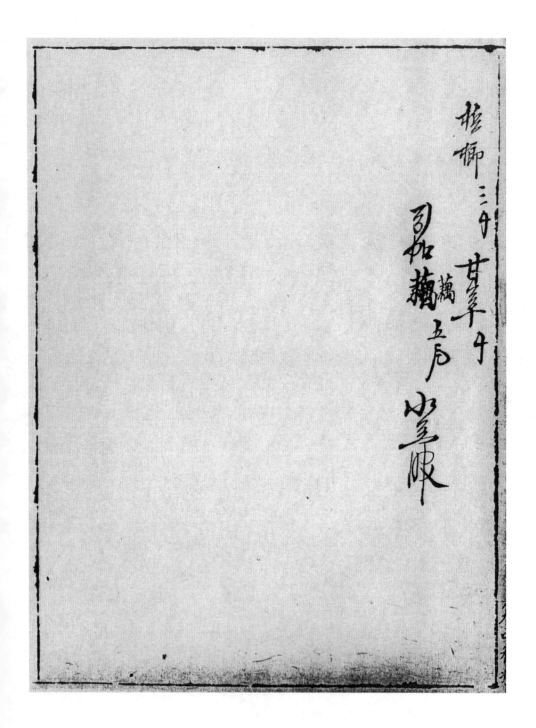

麓人孫氏醫案卷五十肆

山左歷邑麓人孫起舜纂述

男 壽亭 懋齡
侄 慎亭 懋修 參訂

冬疫部 分數加減存乎其人

何五十餘歲時值冬月雨雪未有兼以冷暖不勻略有所感則現夜熱晝寒少思飲食口干不渴已經數日未曾見效常飲似後重舌尖黃胎

柴胡二钱 羌活二钱 梹榔五钱 草果煨钱

葛根二钱 枳實炒三钱 知母二钱 生地五钱

丹皮三分　杭芍炒三分　滑石三分　甘草分

引加生姜三片　水煎服

汪二十餘歲冬疫口干微渴面赤夜甚于晝身必有疹身熱症

柴胡三分　生地五分　花粉三分　枳實炒二分

黄芩三分　知母三分　杭芍炒三分　當歸五分

葛根二分　甘草分

引加生姜二片　水煎服

郭氏四十餘歲冬疫寒熱渴解但吞酸水胸膈悶塞二便如常飲食不甜等症

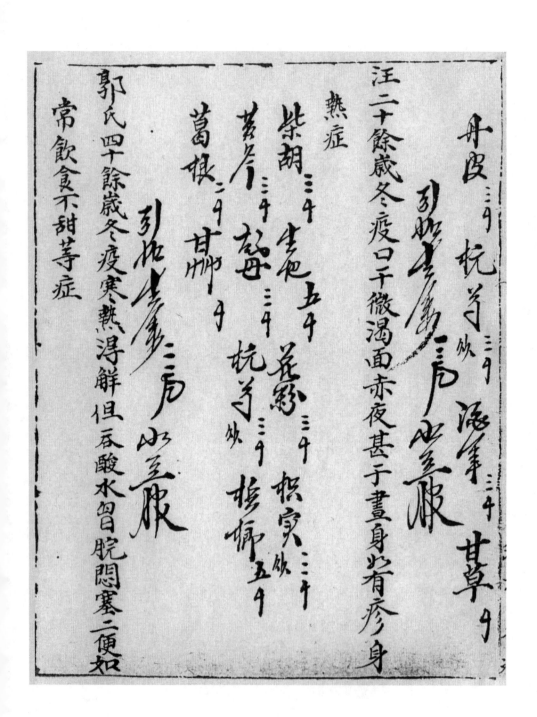

桔梗二分 蒼朮炒二分 枳實炒三分 茯苓三分
陳皮二分 檳榔五分 半夏製三分 木香磨分
建曲二分 甘草分
引加生姜三片 水煎服

孫十六歲素虛偶感冬〻疫清解兩下熱仍不解六脈沉口干
不渴之症
柴胡二分 人參分 生地七分 荊芥三分
黄芩二分 元參五分 杭芍炒三分 桑葉二分
知母五分 花粉五分 甘草分
引加卜荷少許 水煎服

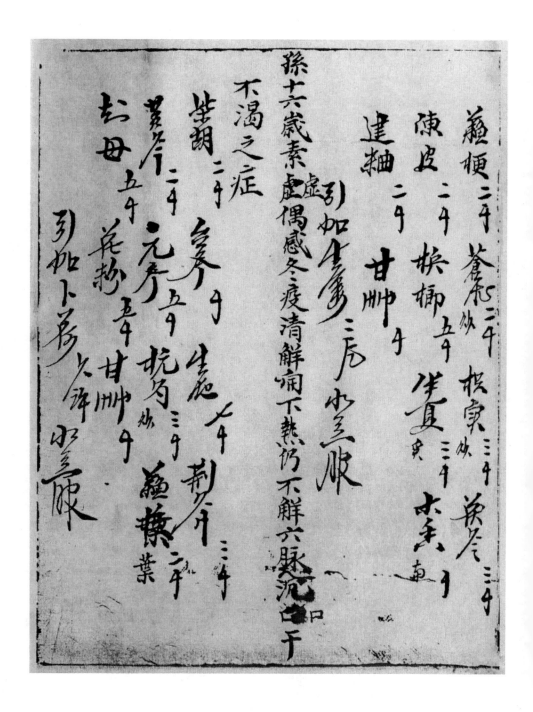

李三十餘歲冬之疫二十餘日久好久歹仍胃悶不欲食之症

姜朴四錢炒研　枳實炒三錢　柴胡三錢　建曲二錢

黃連研錢　檳榔五錢　陳皮二錢　半夏錢

甘草錢

引加生姜三片　水煎服

蔣二十餘歲冬之疫素本虛寒曾服達原飲三消不效又服補

氣血之藥第三劑煎則無所苦但胎沉色更甚脉六部沉伏

若虛之形改用

干姜錢　半夏製三錢　枳實三錢　澤瀉五錢

黃連錢　炮姜錢　檳榔五錢　明粉錢

甘草分　引加生姜三片　水煎服

劉　十八歲　冬疫服右三部沉微沉伏若左三部微現細濡脉關下藥大便行三五次略為有汗時年期來藥至晚舌齒干枯無津面赤身熱自語等症

柴胡二分　枳實炒三分　酒軍七分　知母五分

黄芩三分　檳榔三分　生地廿五分　花粉五分

甘草分　引加生姜三片　水煎服

李　十八歲　冬疫下後舌胎干燥唇齒枯裂身熱不退之症

柴胡 二錢 生地 一錢 檳榔 五分 陳皮 [illegible]

茯苓 三錢 枳實 炒 三錢 知母 五分 花粉 五分

甘草 一錢

引加生薑三片 水煎服

翟女十七歲面赤舌燥六脉洪急口渴胃悶加以譫語煩燥身熱等症

柴胡 三錢 黃連 姜炒 一錢 檳榔 五分 花粉 三錢

蔞仁 炒研 五分 枳實 炒 三錢 知母 三錢 黃芩 三錢

甘草 一錢

引加生薑三片 水煎服

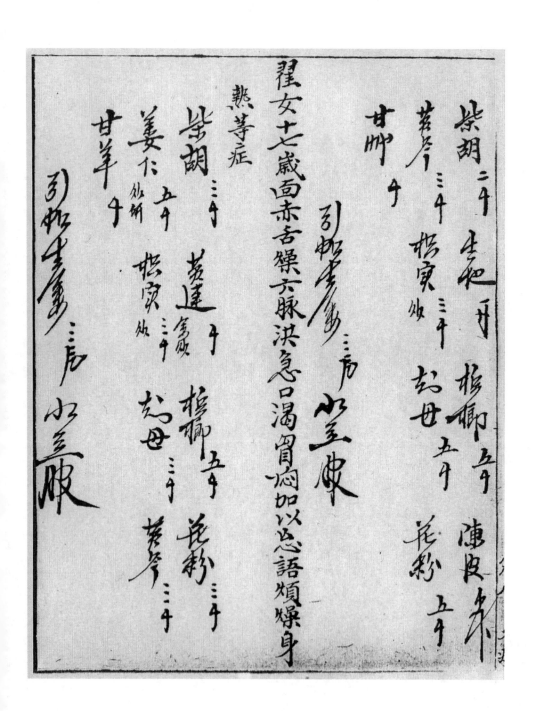

針邪呪　五拾五

天罡天神日月常輪上朝金闕下覆崑崙貪狼巨門祿存文曲廉貞武曲破軍轉彌天周天界細如微塵玄黃正氣速赴我身所有凶神惡煞速赴我魁之下毋動毋作急急如律令

太乙靈符

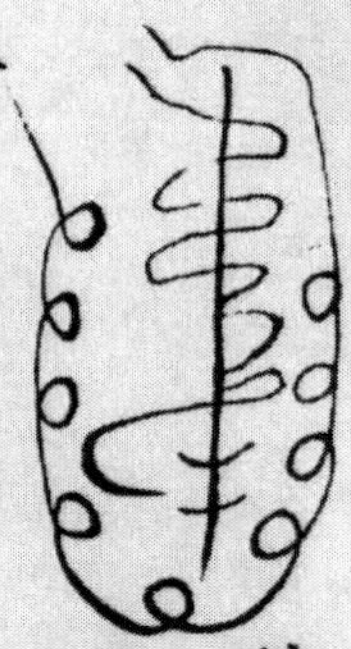

此符書一道一道燒化清酒調服一道貼在病人房內床頭上

一針人中　二針少商　三針隱白　四針大陵　五針申脈　六針風府

七針頰車　八針承漿　九針勞宮　十針上星　十一針會陰　十二針曲池

十三針舌下中縫要出血　如不愈針間使　後谿

針入十三穴不可起針即問病人何妖何邪為禍病人自說來由一

一記之言盡邪退方可起針如不退再將針拈入一分邪退方止

針病呪

大哉乾元威統神天金針到處萬病如拈吾奉

太上老君急急如律令

針中風呪

手提金鞭倒騎牛喝盡黃河水倒流一口吸盡川江水運動人身血

脉裲南斗六星北斗七星吾奉

太上老君急急如律令

針火病積聚痃癖癥瘕呪下手入針時呵氣一口入穴上點存心心燒過針入于口内再用力將針于穴内曰

布氣玄真經絡接續龍降虎升陰陽妙道插入神針針天須要開針鈍定教

裂針嶺傾便崩針海還應竭針人疾自安針鬼惡鹹滅吾奉
太上老君急急如律令攝

針毒瘡呪

天靈節榮願保長生太玄之乙守其真形五臟神君各保安寧神
針一下萬毒潛形急急如律令攝

撥疙瘩呪

大哉乾元威統神天神手一下疙瘩消滅急急如律令攝

化疙瘩呪

天蓬、天蓬。任我使行。隨我到此。寫盡人間。疾病寫天。天開。
寫地。地裂。寫山。山崩。一寫疝瘡。二寫吹乳。三寫肉瘤。及一切無

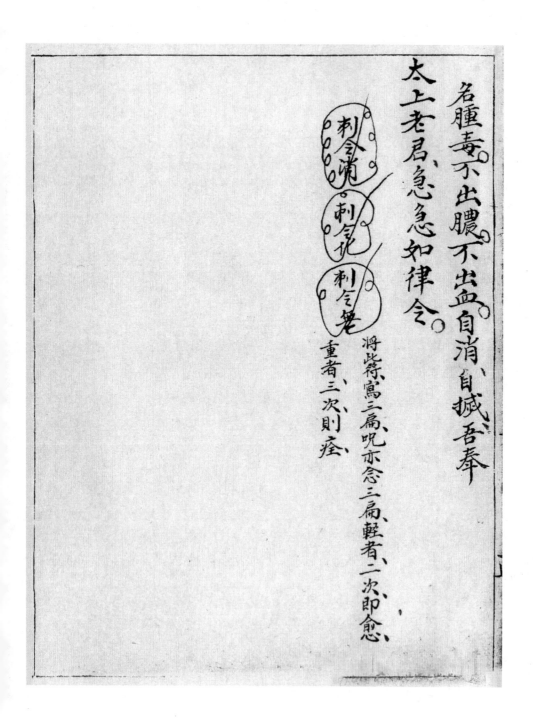

名腫毒。不出膿。不出血。自消、自散、吾奉

太上老君、急急如律令。

將此符寫三扁、呪亦念三扁、輕者、二次即愈、

重者、三次則痊、

别有三脉短長與弦不未本位短脉可原過于本位長短綿綿長而瑞冇

人孫氏醫案卷拾伍本

卷五拾陸

婦人科上

調經

麓人孫氏醫案卷五拾陸

山左歷邑麓人孫起舜纂述

男 壽亭 孫懋齡 參議
姪 慎亭 修 抄訂

分數加減存乎其人

婦人部

調經論

謹按經云女子二七而天癸至衝任滿盛月事以時下乃有期候得其常候者為無病不可妄投調經之劑苟或不及期而經先行者或過期而經後行者或一月而經再行者或數月而經一行者或經閉不行者或崩者或漏下

者此皆失其常候不可不調也大抵調治之法熱則清之冷則温之虚則補之滯則行之滑則固之下陷則舉之對症施治以平為期知芩連梔柏清經之藥也丁桂薑附温煖之藥也參朮歸茯補虚之藥也川芎青皮元胡行滯之藥也牡蠣石脂棕櫚灰側柏葉固經之藥也升麻柴胡荊芥白芷升舉之藥也隨其也而用鮮有不效者矣

婦人經候不調三一曰脾虚二曰衝傷損三曰脂痰凝塞治病之主不可不審

脾胃虚弱者經曰二陽之病發於心脾女子經病夫二曰者陽明胃也胃主受納五穀長養氣血灌溉臟腑流行經

[illegible]隧乃水穀之海血氣之母也惟憂愁思慮則傷心心氣受傷脾氣失養鬱結不通腐化不行胃雖能受而所謂長養灌溉流行者皆失其令矣故脾胃虛弱飲食減少氣日漸耗血日漸少斯有血枯血閉及血少色淡過期始行數月一行之病

衝任傷損者經曰氣以吹之血以濡之故氣行則血行氣止則血止也女子之性執拗偏急忿怒妬忌以傷肝氣肝為血海衝任之系衝任失守血氣妄行也又褚氏曰女子血未行而強合以動其血則他日有難名之疾故女未及二七天癸之期而男子強與之合或于月事適未斷之時而男子縱慾不已衝任內傷

血海不固由斯二者為崩為漏有一月再行不及期而行者矣脂痰凝塞者益婦女之身內而腸胃開通無所阻塞外而經隧流利無所凝滯則氣血和暢經水應期惟彼肥碩者膏脂充滿玄室之戶不開挾痰者痰延壅滯血海之波不流胡有過期而經始行或數月而經一行及為濁為滯為經閉為無子之病

經先期

李氏三十餘歲素得性温和不及期而經先行無他病此乃血盛且有熱也

歸身七卜　黃芩〃　知母〃　骨皮〃

川芎七卜　生地〃　麥冬〃　甘草五卜

王氏二十餘歲素性急心燥多怒多妬不及期而經先行此乃
氣血俱熱而且有鬱也
黄芩錢　歸身錢　生地七分　川芎錢
香附炒錢　梔子炒錢　黄連薑汁炒錢　甘草三分
水煎服空心服

衛氏二十餘歲經不及期而行形骨體此血熱也
川連薑炒錢　黄芩錢　歸身錢　生地八分
赤芍錢　川芎錢　甘草五分
水煎服食前用

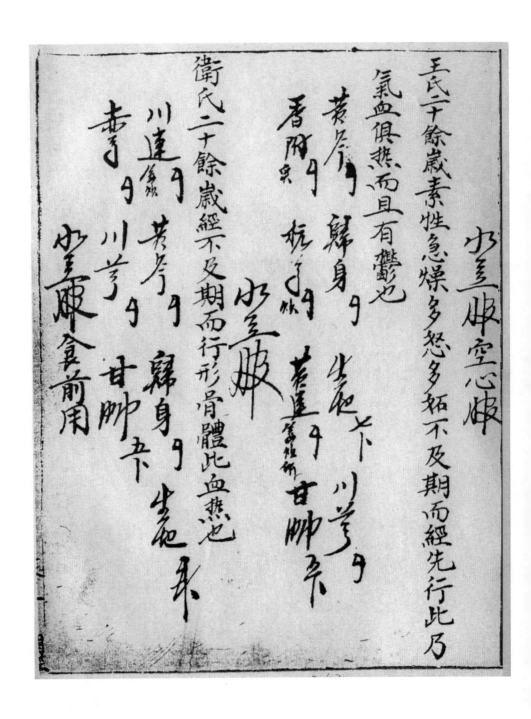

楊氏三十餘歲形體瘦弱素多疾且熱經不及期而行此
衝任内傷症也
熟地三錢　白芍錢　知母錢　川芎七分
杭芍炒錢　歸身錢　麥冬去心錢　製草五分
引加生姜三片　大棗二枚　水煎服

許氏三十餘歲素曾誤無服辛熱煖宮之藥以致經不及期而
行此衝任伏火症也
生地錢　黃柏炒錢　知母錢　赤芍錢
歸身錢　川芎七分　木通錢　甘草五分
水煎服

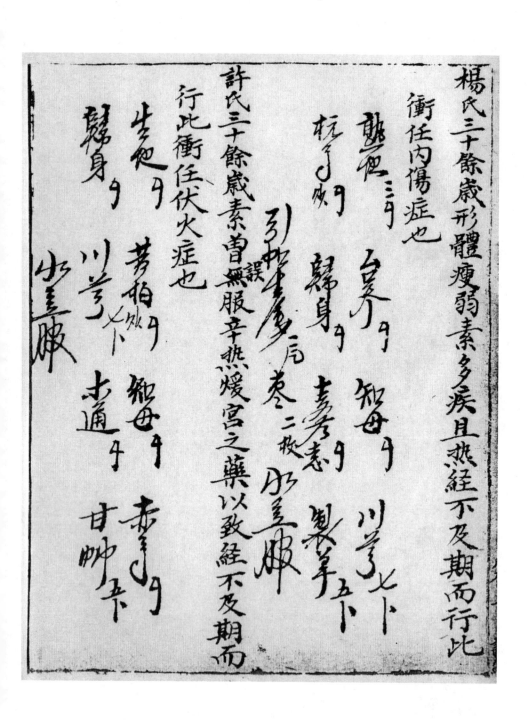

張氏三十餘歲經不及期而行形肥胖多痰素好氣多痰責
其血氣虛氣熱症也
香附炒錢　歸身五分　生地五分　半夏炒八分
川芎五分　川連炒錢　陳皮八分　茯苓錢
條芩錢　甘草五分
引加生姜三片　水煎服
華氏二十餘歲素德性溫和無他病經過期而行此血虛少
也
台參錢　川芎八分　茯苓錢　白朮錢土炒
歸身錢　白芍炒錢　生地錢　甘草五分

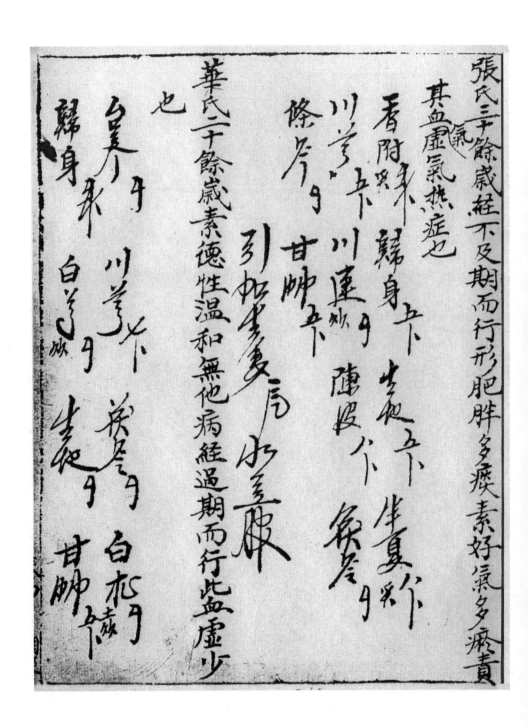

姜氏三十餘經過期行但性急燥多疾多始此乃氣道血少也

引加生姜一片 棗二枚 水煎服

香附米 焦术錢 歸身錢 生地錢
黃芩錢 茯苓錢 白芍炒錢 青皮錢
川芎錢 甘草五分

引加生姜一片 水煎服

錢氏三十餘歲素形瘦弱無他疾病惟經過期而行此氣血虛也皆不足也治宜補氣血調脾胃庶可愈耳

製香附二錢 茯苓錢 當歸米 白芍炒錢

熟地三錢 焦朮錢 川芎八分 茯苓錢
肉桂五分研 甘草五分炙
引煨薑三片 棗二枚 水煎服
鄭氏三十餘歲形瘦食少經過期後行此脾胃虛弱氣血虛少也
治當補脾胃進飲食養氣血為主
台參錢 茯苓錢 歸身錢 川芎八分
白朮錢土炒 陳皮錢 製香附錢
引煨薑三片 棗二枚 水煎服
韓氏二十餘歲形肥體胖飲食過多經過期行此溫痰壅
滯軀肢迫塞也治當

台參錢　白朮炒錢　茯苓錢　陳皮錢
半夏炙錢　歸身錢　川芎八分　香附炒錢
甘草炙錢
引加生薑三片　水煎服

褚氏三十餘歲素日多痰經過期行此乃脾胃損氣血失
養也
山藥炒錢　川芎七分　歸身錢　陳皮八分
砂仁研三分　菖蒲石錢　連肉研錢　茯苓錢
白朮炒錢　台參錢　製草五分
引加小棗三枚　水煎服

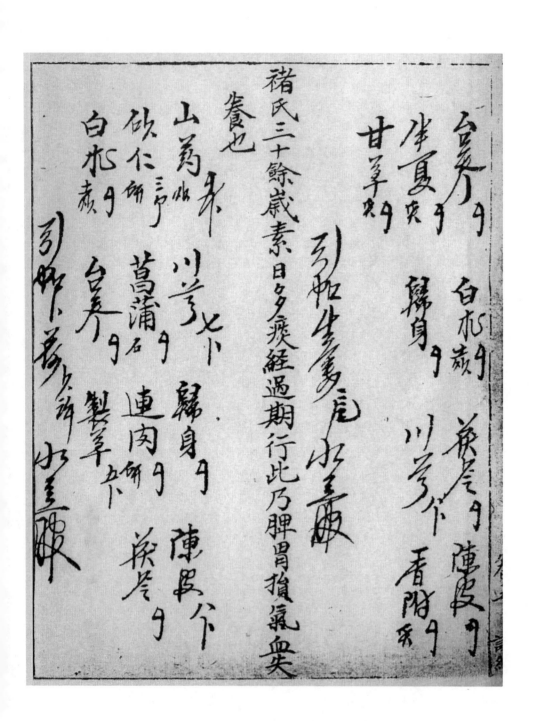

一月而經再行

尤氏四十餘歲素性氣急氣多氣忽然一月而經又行此氣多傷肝以動衝任之脈治宜

歸身一錢 杭芍一錢炒 柴胡八分 白朮一錢

川芎一錢 生地一錢 黃芩七分 川連八分研

香附炙八分 生柳五分

水煎服

施氏三十餘歲誤服辛熱之藥以致一月經行後又行

知母一錢 歸身五分 川芎七分 甘草三分

黃柏一錢 杭芍八分炒 生地一錢

水煎服

嚴氏二十餘歲當行經時強合以致損傷衝任經一月行而又
行治當
香附錢　知母八分　川芎七分　生地錢
歸身錢　遠志錢　白芍錢
水煎服
數月而經一行

李氏三十餘歲形體瘦弱脾胃虛氣弱經數月一行
製者[illegible]　香附錢　茯苓錢　白芍錢
歸身[illegible]　白朮炒錢　川芎七分　熟地[illegible]

边桂研五分　製草五分

引加生姜三片　枣二枚　水煎服

金氏二十餘歲數月而經一行形肥素日多痰兼氣血虛也

蒼朮七分　白朮麸钱　茯苓钱　川芎七分

歸身钱　半夏製七分　陳皮钱　香附炒钱

枳殼去穰钱　茅朮麸钱　甘草钱

引加生姜三片　水煎服

經行腹疼

朱氏二十餘歲經水將行腰脹腹疼此氣滯血實症也

歸身钱　赤芍钱　香附炒钱　牛膝钱

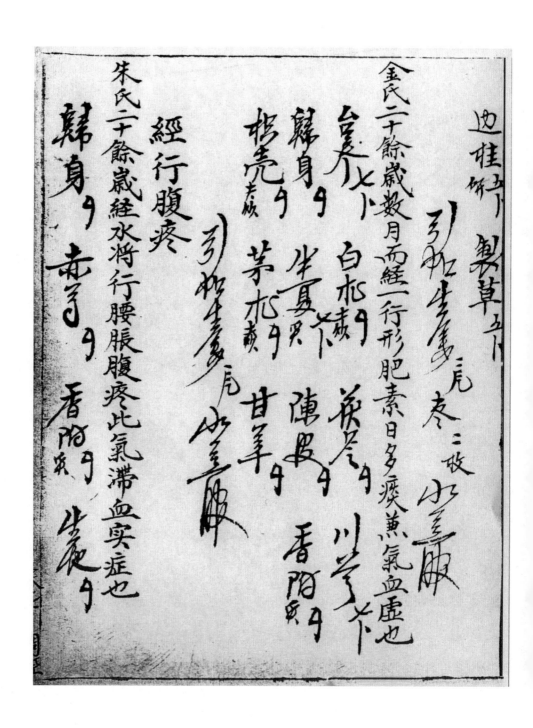

川芎錢　丹皮錢　元胡索錢　桃仁廿五粒炒研

紅花分　引加生薑三片　水煎服

蔣氏三十餘歲經水過後腹中疼此血中有滯也

台烏錢　茯苓錢　川芎錢　生地錢

白朮土炒錢　歸身錢　白芍酒炒錢　木香分

青皮分　香附炙錢　甘草炙錢

引加生薑三片　棗二枚　水煎服

經水多少

沈氏三十餘歲形瘦經水来少此乃血虛少也

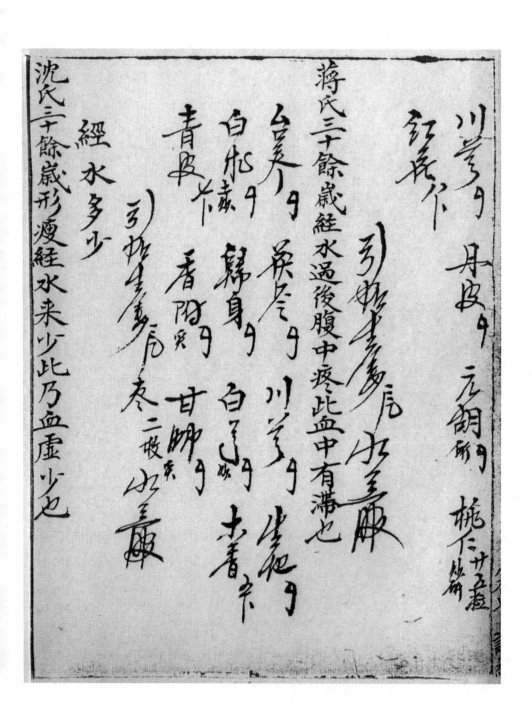

台烏一錢 歸身一錢 杭芍一錢炒 香附一錢炙
白术五分炒 川芎一錢 生地一錢 艾葉一錢

何氏二十餘歲體肥經水来少此乃痰凝經遂症也
引加生姜片 棗二枚 水煎服

陳皮一錢 歸身一錢 香附一錢炙 半夏八分炙
茯苓一錢 川芎一錢 枳殼一錢炒 滑石三分
甘草五分
引加生姜片 水煎服

程氏三四十歲經水過多别無所苦此血熱也
生地一錢 歸身一錢 知母一錢 黄連一錢姜汁炒

熟地 卞 白芍 炒 錢 條芩 錢 川芎 錢
黃柏 卞 水煎服
經水紫色淡色

魯氏三十餘歲經水紫色此血熱也
歸尾 錢 川芎 錢 赤芍 錢 香附 炒 錢
生地 錢 黃連 薑汁炒 錢 丹皮 錢 甘草 錢
水煎服

葛氏二十餘歲經水色淡別無所苦此血虛也
白芍 錢 白朮 炒 錢 茯苓 錢 當歸 錢

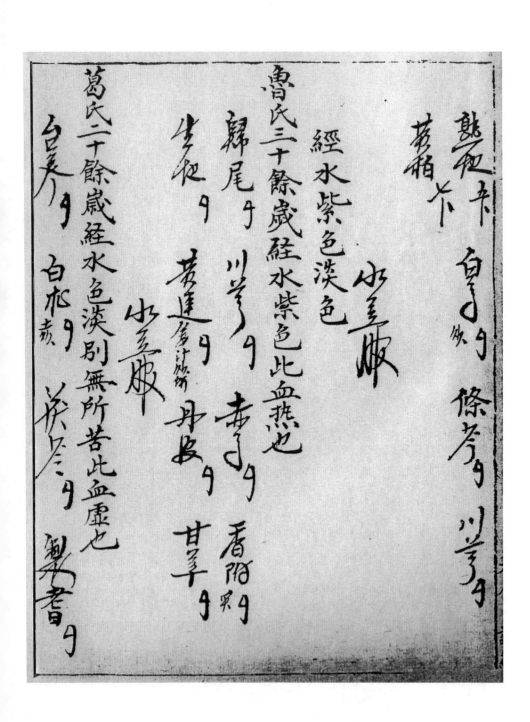

白芍炒一錢　川芎八分　熟地一錢　歸身[illegible]
香附炙八分　製甘草五分
引加生薑三片　大棗二枚　水煎服

以上係調經之法按症進服則經自不愆矣

經閉不行論

婦人女子經閉不行其候有三乃脾胃傷損飲食減少氣耗血枯而不行者法當補其脾胃養其血氣以待其充血生經自行矣不可急用通經之劑則中氣益損陰血益乾致成癆瘵之疾而不可救所謂索千金千乞丐垂楚日加徒斃其生而已一則憂愁思慮惱怒怨恨氣鬱血滯而經不行者法當開

鬱氣行滯血而經自行苟用補劑則得氣補而益結血益凝聚致成癥瘕脹滿之疾所謂養虎日遺患也一則軀肢迫塞痰延壅滯而經不行者法當行氣導痰使經得行斯謂之良工矣

有怨期未嫁之女偏房失寵之妾寡居之婦庵院之尼欲動而不得遂憾憤而不得伸多有經閉之疾含羞強忍不欲人知致成癆瘵之病終不可救者治當攻補兼行庶幾可療此七情之變無以法治者也

張氏三十餘歲夏憂愁思慮損傷脾胃以致血枯不行症也

人參二錢　黃耆炙一錢　歸身一錢　川芎一錢
白朮土炒二錢　柴胡七分　白芍炒一錢　陳皮一錢
神麯炒五分　麥芽炒五分　炙甘草五分
引加生薑三片　棗二枚　水煎服

岳氏三十餘歲時常惱怒怨恨以致氣鬱血閉不行症也
蒼朮土炒一錢　茯苓一錢　川芎一錢　青皮七分
陳皮一錢　香附炙五分　半夏炙七分　莪朮七分
檳榔七分　木香五分　甘草五分
引加生薑三片　水煎服

孫氏十八九歲經閉不行骨蒸潮熱脉六部虛

歸身二錢　茯苓七分　生地二錢　知母一錢

白芍二錢（炒）　白朮（土炒）七分　麦冬二錢（去心）　柴胡一錢

丹皮二錢　骨皮二錢　甘草五分

引加淡竹葉十五片　水煎服

陳女十八九歲經閉發熱咽燥唇乾六部（脈）沉实

歸身一錢　川芎一錢　蒲黃一錢（炒黑研）　黃芩一錢

赤芍一錢　生地一錢　連翹一錢　山梔（炒黑）一錢

麦冬五分　桔梗一錢　甘草五分

引加竹葉十片　水煎服

石瘕

吴氏三十餘歲正行經之時寒氣自陰户而入客於胞門以致經血凝聚月信不下胡故現其腹漸大如孕子狀故曰石瘕

歸身錢　赤芍錢　白蔻錢　川牛夕錢
川芎錢　莪术錢　故紙錢　小茴香錢
製羌六

引加生姜　尾棗二枚　水煎服

腸覃

馮氏四十餘歲當經行之時寒氣入於肛門客于大腸以致經血凝滯月信雖下而血却少其腹漸大如孕子狀為胎漏狀故名腸覃症也

桂枝末 梔子钱炒 枳殼钱去瓤 製軍三分
杉柳末 生地钱 桃仁廿五粒炒研 尼棗二枚
引加生姜 水煎服

崩漏論

婦人崩中之症皆因中氣虛不能收斂其血加以積熱在裏迫血忘行故令經血暴下而成崩中崩中久不止遂成漏下叔和脉訣云崩中日久為白帶漏下時多腎水枯也治有三法初止血次清熱后補其虛未有不全者矣

崩

閆氏四十餘歲忽然崩中暴下之病症急宜用止血之劑乃劑則

治其標也
藕節炭錢 蓮房炭錢 艾葉炭錢
棕櫚炭錢 側柏炭錢 炮干姜錢
油髮灰五分 干漆炭錢
引加大小薊根三錢 水煎服
服此二劑血止但覺血熱又服宜清熱之劑
生地二錢 川連五分 知母五分 升麻五分炒
當歸二錢 荊芥一錢 川芎五分 柴胡七分炒
黃芩一錢 製香附五分
水煎服

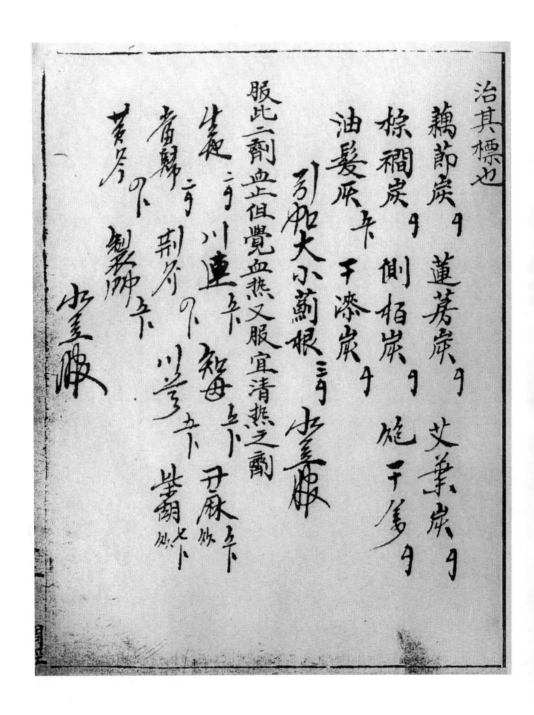

服此血已止裹熱已除空日後再如此又服補中之劑

製蒼朮錢 黃芩錢 陳皮錢 升麻炒五分

歸身錢 白朮炒錢 白芍錢 柴胡炒五分

熟地錢 知母炒五分 黃柏五分 炙草五分

引[illegible] 水煎服

漏

白氏四十餘歲崩中日久以致成漏連年不休此乃中氣下陷元氣不固也宜用前加味補中益氣湯兼服鹿角霜丸

鹿角霜錢 柏子仁錢 歸身錢 茯神錢

製香附二錢 川續斷錢半 龍骨煅錢 川芎七分

阿膠珠、廿　製甘草十五分

芡實、山藥五分　研末、打糊為丸每服五十丸空心溫酒下

〃〃經血妄行

王氏二十餘歲當行經時則血妄行或吐血或嘔血或口內血腥

等症治宜

黃連酒炒分　黃芩分　生地分　歸身八分

連殼分　黑梔分　赤芍分　川芎七分

桔梗分　甘草分

引加上藕七許　水煎服

赤白帶下論

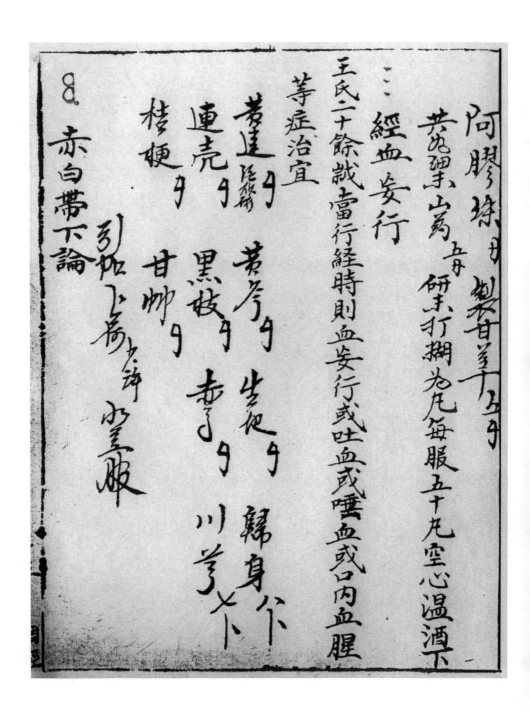

帶下之病婦人多有之赤者屬熱兼虛兼火治之白者屬濕兼虛兼痰治之年久不止以補脾胃為主兼升提大抵瘦人多火肥人多痰要知此候

常氏　三十餘歲赤白一年有餘別無病症

黄芩錢　歸身錢　川芎八分　赤芍錢

黄連炒錢　生地錢　升麻五分　丹皮錢

水姜服

李氏三十餘歲時常流出清冷稠粘白帶此下元虛損症也

製耆五分　台參錢　茯苓錢　白芍炒五分

歸身五分　白朮土炒錢　川芎錢　肉桂研五分一

廣皮八分 半夏炒八分 乾姜八分 製草六分

引加生姜一片 大棗二枚 水煎服

白濁

張氏四十餘歲白濁隨小便而來渾濁如泔此胃中濁氣滲入膀胱也

廣皮錢 半夏製錢 蒼朮炒錢 益智仁炒研錢

茯苓錢 白朮炒錢 升麻五分 柴胡炭七分

製草六分

引加生姜一片 水煎服

女經閉

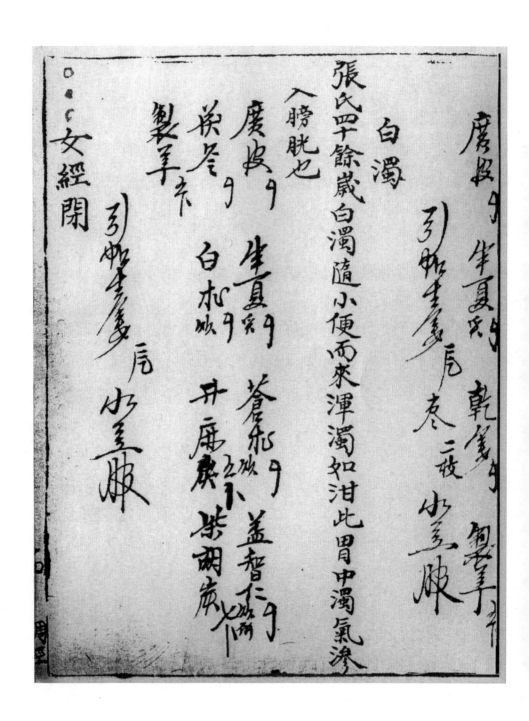

許女十八九歲經水五月未行白帶甚多寒熱皆退飲食如常胗視六脈沉細而數面枯日漸干瘦皆破瘀血余云脾濕白帶耗血此兼瘀之故

扁豆三钱炒研　蒼术三钱炒　芡實三钱　當歸五钱

建蓮三钱研　茯苓三钱　澤蘭五钱　茜草三钱

川姜二钱研　甘草一钱

引加生鱉甲四钱醋同炒去山甲　水煎服

經閉

黃女十七八歲忽而天癸水塞四月未現兼有白帶脈兩關寸沉細而疾

柏子仁(研)三錢 赤芍三錢 澤蘭五錢 茯苓三錢
當歸五錢 熟地五錢 扁豆(炒研)三錢 山藥(炒)三錢
甘草一錢
引加紅棗六枚 水煎

高年天癸復見

孔氏七十餘歲天癸淋漓不止虛弱瘦憊之甚
生地炭五錢 製耆三錢 黨參三錢 茯神三錢
熟地炭五錢 歸身三錢 白朮(土炒)三錢 升麻炭八分
柴胡炭八分 膠珠四錢 甘草一錢
引加龍骨(末)一錢 蓮房炭一個 髮灰八分 水煎

崩血

蔣氏四十餘歲丙天癸兩月未見忽然大下半月不止血塊肌膚黄白服補中益氣自覺烔熱

大生地炭六錢 歸身三錢 膠珠四錢 焦术土炒三錢

熟地炭六錢 杭白芍生三錢 艾葉炭二錢 山藥炒三錢

煅龍骨末錢 甘草錢

引 地榆葉炭二錢 水芝麻

桂氏四十餘歲天癸二十餘日未止兼有腹疼血塊之症

製香附三錢 生地炭六錢 歸身三錢 大頭回二錢

白芨三錢 熟地炭六錢 杭白芍生三錢 棕櫚炭二錢

膠珠三錢　柔脂炒錢　甘草錢
引加蓮房炭二個　井水煎

調經
王氏四十餘歲天癸將期則心悸頭疼
當歸五錢　蕃卿三錢　棗仁炒研二錢　丹參二錢
川芎二錢　茯苓三錢　香附炙三錢　甘草錢
引加生姜三片　水煎

調經
鈕氏三十餘歲無子天癸過期數日始見胃脘疼色淡不多
香附炙三錢　當歸五錢　丹參三錢　木香南錢

元胡醋三分　梔子炒三分　枳殼麸炒三分　益母草三分

梹榔研一分

引加紅糖少許　水煎

經淋漓

趙氏二十餘歲天癸盈而五六日不見淋漓不止小腹一塊如墜如疼

當歸五分　香附炙三分　玉金研三分　梔子赤三分

川芎二分　元胡研三分　柴胡炙五分　澤瀉一分

甘草一分

引加蓮楷一尺寸　水煎

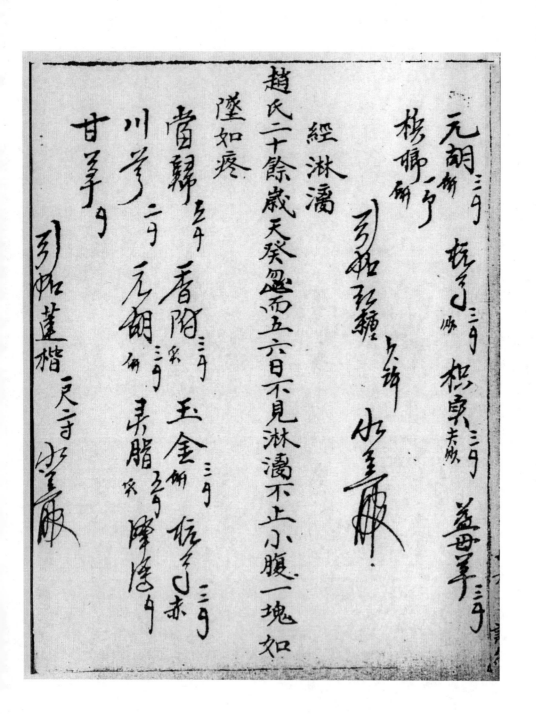

經淋湯

朱氏四十餘歲天癸淋不止二月有餘口渴煩燥脉六部沉細

熟地 丹 歸身 三分 膠珠 三分 茯神 三分

梔子炒 三分 山藥炒 三分 髮灰 分 棗仁炒研 米

生草 分

引加蓮房炭 三分 水煎服

經不如瘧

湯女十八九歲忽然經止五月有餘素有帶又現日晡寒熱閉

消遥散漸晏至二更三更至明熱後汗出熱飲食如旧面黃肌

瘦腳疼不敢行步脉六部沉數而急

柴胡 三分 桃仁 炒研 三分 檳榔 五分 丹皮 三分

歸尾 三分 枳實 炒 三分 黃柏 鹽炒 二分 骨皮 三分

山枝 研 三分 杏仁 研 三分 桂枝 木 甘草 分

引加生姜 尾 小茴 服

經 止腹疼

張氏三十餘歲經現自一日就以火紙灰止住則現小腹疼塊作疼不敢近手百藥喫下不止平日脾虛

三稜 三分 桃仁 炒研 三分 靈脂 八分 炙 醋大黃 三分

紅花 二分 邊桂 分 山甲 分 製鼈甲 四分

莪朮 三分

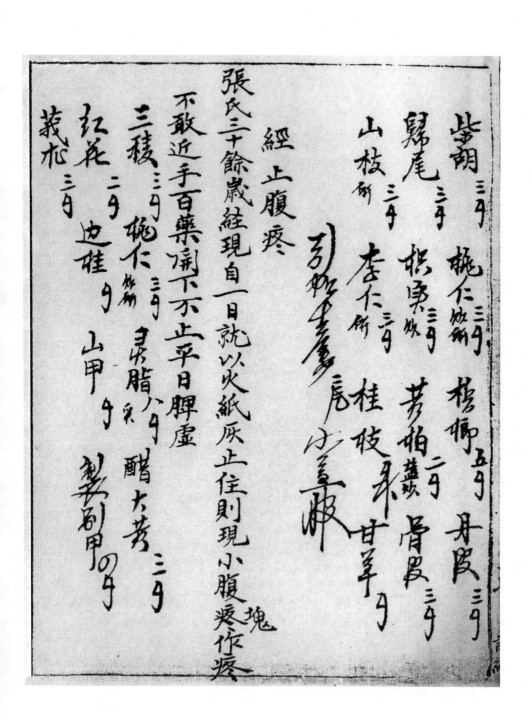

引加荷葉一片 煎湯代水煎服

血凝大下後有兩腿作疼不敢動移又服

製耆 二錢 丹皮炭 五分 白朮炭 二錢 台烏 二錢

歸身 二錢 柴胡炭 五分 茯苓 二錢 廣皮 八分

引加生姜二片 棗二枚 水煎服

經阻

張氏二十餘因受驚氣天癸至期欲行畧見即止小腹脹疼

憎寒發熱身疼等症

香附 製 二錢 當歸 五錢 桃仁 炒研 二錢 玉金 研 二錢

元胡 研 三錢 柴胡 三錢 紅花 三錢 赤芍 三錢

木通三分 官桂八分
引加紅鍾三分 蓮指尺二寸 水煎服

經腹疼

李氏三十餘歲經大下半月餘服藥已止但腹脹疼後重白帶等症

香附炙三分 青皮三分 木香面一分 梔子炒三分
果脂炙五分 烏藥一分 末藥五分炒研 甘草一分
引加水菓藤五尺 水煎服

崩血

周氏二十餘歲天癸半月餘未止

生地炭五分 當歸三分 杭芍三分炒 丹皮炭八分

熟地炭五分 阿膠三分蛤粉炒 山藥三分炒 甘艸八分

引加荷葉炭三分 水煎服

經行腹疼

吳女十九歲每經行半日則腹疼甚則嘔吐半載矣

香附五分炙 玉金三分研 檳榔三分 莪朮三分

元胡三分炒研 歸尾三分 青皮三分 吳萸分炒

砂仁五分下 干姜三分 蒲黃三分 半夏三分炙

引加黑豆十五粒醋炒 水煎冲紅糖三分服

經不調

徐氏二十餘歲天癸按月但凝有孕腹中一塊不時轉動天癸時臭穢之氣脉兩洶滑大

當歸三錢 生地三錢 山查炒錢半 陳皮二錢
梔子炒三錢 香附炙三錢 丹皮二錢 柴胡錢半
甘草錢
引 藕節三塊 水煎服

赤白帶濁

李氏四十餘歲帶濁小腹疼七月以矣食少嚷水微甜形體衰弱之甚脉六部沉微

製香附五錢 人參三錢 山藥炒八錢 升麻炒七分

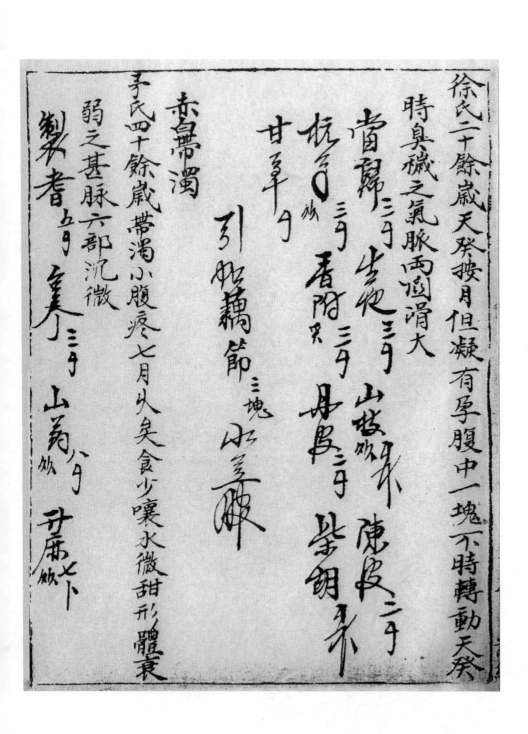

歸身三分 白朮炒五分 茯苓二三分 柴胡炒七分

龍齒煅分 甘草分

引加生姜一片水煎服

赤白帶

金氏四十餘歲自五月產後赤白帶至十二月未止小腹疼脹形脫

不得起床服補中氣更下血塊帶下甚多面腫疼痛稍可

飲食不下小便少大便紅赤脉六部沉微

山藥炒八分 製香附五分 膠珠三分 歸身三分

茯苓三分 佳朮三分 熟地六分 白芍三分

澤瀉二分 甘草分

引加煨姜一塊　水煎服

經閉

程女十六歲天癸月未止右脇下一塊如碗大常作疼痛憎寒發熱無時飲食如常大便如醬色脉六部沉濇而伏大

三稜三錢　歸尾五錢　枳殼炒三錢　香附炙三錢

莪朮二錢　桃仁炒研三錢　醋軍五錢　元胡研三錢

靈脂炒五錢　明粉末　甘草錢

引加黑豆一百粒醋炒　水煎服

經不調

程氏二十餘歲月事未期而至發熱自汗或用清熱止汗之

劉作渴頭暈手掉身麻余曰此肝經血虛火動火為陽陽盛則生風故有食症

柴胡錢 黃連(姜炒)錢 當歸錢 生地錢

黃芩(炒)錢 山梔(研)錢 杭芍(炒)錢 丹皮錢

製香[illegible] 台烏[illegible] 川芎八分 甘草八分

引加浮小麥一撮 水煎服

月水不調

杜氏三十餘歲性善怒唇腫內熱或用清熱敗毒散唇口腫脹日晡熱甚月水不調再用降火化痰遂令食少作嘔大便不実唇出血水又用理氣消導胸膈痞滿頭目不清唇

腫經閉又用清胃行血肢體倦怠發熱煩燥涎水湧出欲用通經之劑 余日病本七情肝脾虧損又數行攻伐故元氣因之益虛耳法當補陰益陽庶為要耳

製耆三分 白芍三分 丹皮炒五分 黃芩二分

歸身三分 生地三分 柴胡炒五分 參 陳皮 术

甘草分

引用生薑二片 水煎服

經水不通

路氏三十餘歲火患瘧疾依則經不行形虛脉大頭痛懶食大便泄瀉小便淋瀝口乾舌裂內熱腹脹蓋由火瘧正氣已

虛陰火獨旺之症

荊芥 炒黑 三錢 白芍 二錢 佳飛 錢 陳皮 八分

製香附 三錢 歸身 三錢 棕炭 二錢 升麻 炒 五分

柴胡 炒 六分 甘草 錢

引加鮮薑 元 水煎服

血枯

張氏三十餘歲以患血崩肢體消瘦飲食到口則聞腥臭口出清液每食少許腹中作痛此血枯之症肺肝脾胃虧損之患故現是症

當歸 錢 佳飛 八分 川芎 七分 白芍 錢

赤芍一錢炒 茯苓一錢 熟地三錢 甘草五分

引加生薑三片 水煎服

月水不利

徐氏二十餘歲月水不利臍腹作疼氣攻胸膈或小腹引腰作疼之症

牛夕一錢酒 桂心一錢 赤芍一錢 桃仁一錢去皮研

元胡一錢炒 當歸二錢 丹皮一錢 木香八分

甘草五分

引加陳酒少許 水煎服

經行腹疼

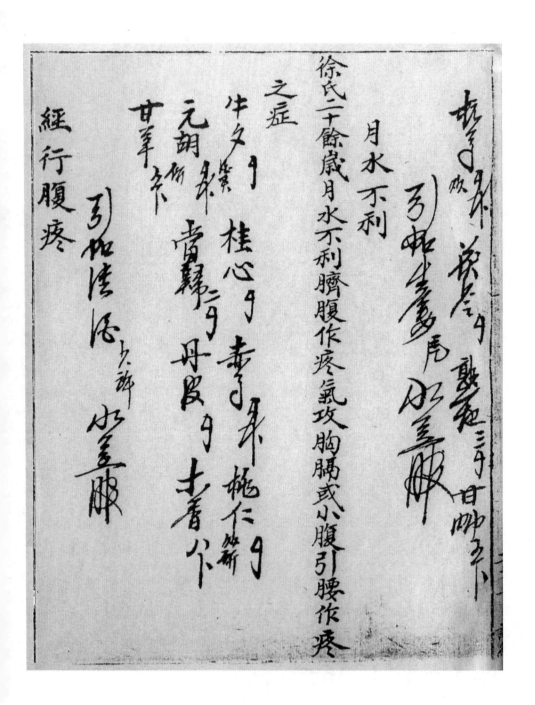

劉氏三十餘歲經行腹疼食則嘔吐肢體倦怠發熱作渴

此乃氣血不足之症

台芍一錢 白朮一錢(炒) 茯苓一錢 生地一錢半

當歸一錢半 梔子(炒)一錢半 甘草一錢 柴胡五分

川芎八分

引加生薑三片 水煎服

月水不斷

張氏三十餘歲懷抱不舒腹脹少寐飲食素少痰涎上湧

月經頻數余曰此乃脾統血主涎鬱悶復脾不能攝血之

之故耳

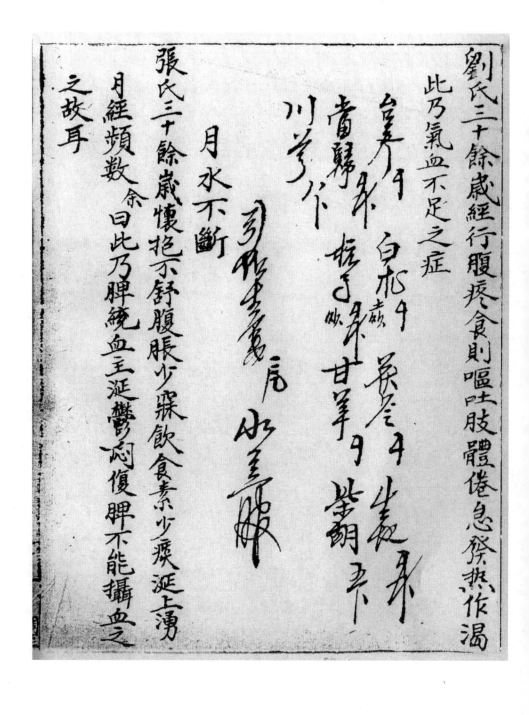

當歸錢 參分 茯神二分 柴胡八卜

製耆錢 棗仁炒研分 升麻炒七卜 白朮炒錢

陳皮分 甘草分

引加生薑片 水煎

月水不斷

魏氏三十餘歲多怒經行月餘方止後淋瀝無期肌體倦瘦口乾內熱盜汗知洗日晡熱甚皆由肝脾虧損無以生養元氣故現是症

製耆二分 當歸二分 茯神錢 棗仁炒研分

參錢 白朮炒分 遠志分 五味六卜

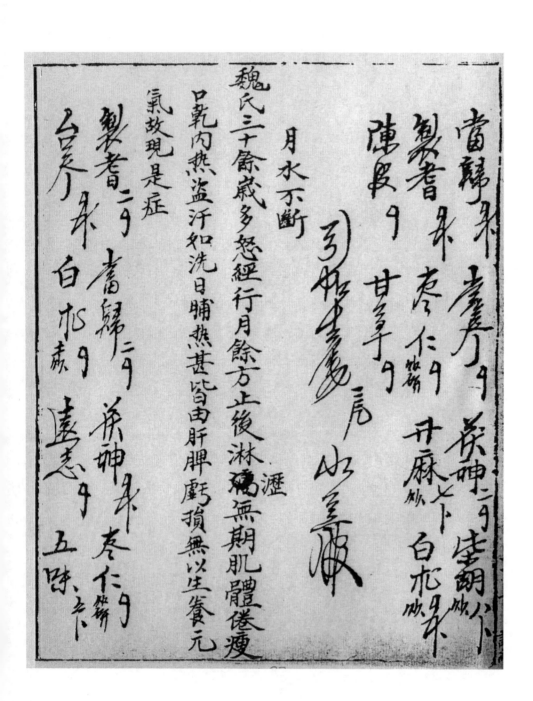

麥冬一錢 丹皮八分 柴胡一錢炒 製香附一錢

引加龍眼肉三枚 水煎服

血崩

魏氏三十餘歲血崩兼心痛三年矣諸藥不應甚虛之症悉具面色痿黃余曰心主血此由去血過多心無所養以致心痛

生地三錢 白朮一錢炙 棗仁炒三錢 茯苓一錢

當歸三錢 白芍三錢 川芎八分 製耆一錢

肉桂研五分 甘草一錢

引加生薑三片 水煎服

帶下

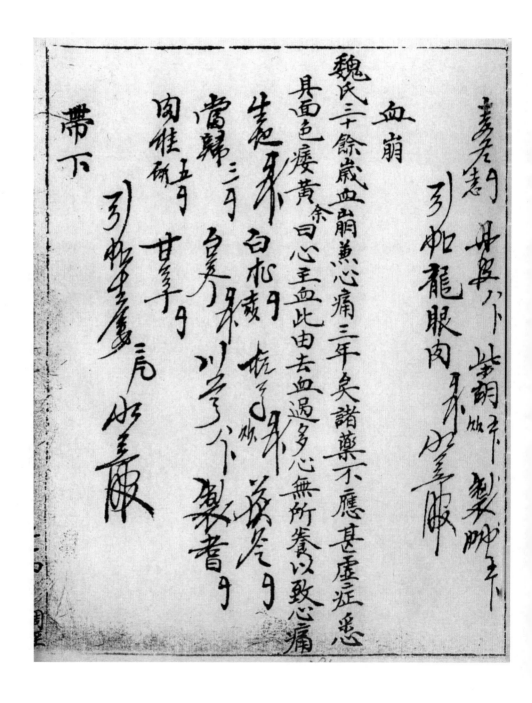

王氏三十餘歲孀腹脹脇痛内熱晡熱月水不調肢體瘦麻不時吐痰或用清氣化痰喉間不利帶下青黄腹脇膨脹又用行氣之劑胸膈不利肢體如麻此乃鬱怒復損肝脾之症

當歸二钱 白芍赤 术 柴胡一钱 丹皮一钱

炒 术 茯苓一钱 山梔研一钱 甘草一钱

引加生薑一片 水煎服

帶下

沈氏三十餘歲吞酸飽滿食少便泄月經不調服清氣化痰丸兩膝漸腫寒熱往來帶下黄白面痿體倦此脾胃俱

虛濕痰下注之症

製蒼术一錢　台烏藥三分　升麻炒七分　陳皮一錢

歸身二錢　白术炒二錢　柴胡炒八分　茯苓一錢

半夏炙一錢　炮姜五分　甘草一錢

引加生姜二片　水煎服

帶下

賀氏三十餘歲帶下黃色白怒則胸膈不利食少思或用消導利氣之藥痰喘胸滿大便下血余曰此脾氣虧損不能攝血歸源之故耳

白术炒一錢　半夏炙一錢　炮姜一錢　柴胡炒八分

蒼朮 陳皮一錢 升麻八分 製香附一錢

炮薑五分 當歸身 甘草五分

引 煨生薑三片 水煎服

崩中漏下

高氏六十四歲火鬱怒頭痛寒熱脊間乳內時痛服流氣飲之類益甚不時有血如經行又因大驚恐飲食不進夜寐不寧此因年高去血過多至春無以發生肝木血虛火燥所以陰旺則發經云肝藏魂魂無以附故不能寐之症

當歸二錢 白朮三錢炒 膽草一錢炒 棗仁一錢炒研

杭芍二錢炒 茯苓一錢 山梔炒研 米 遠志一錢

[illegible]

血水腫滿

郭氏三十餘歲素性急先因飲食難化月水不調或用理氣化痰藥反肚腹膨脹大便泄瀉又加烏藥莪朮壯腹腫脹小便不利又加豬苓澤瀉痰喘氣急手足厥冷頭面肢體腫脹按成窟脈沉細右寸尤甚余診此係脾肺虚冷不能通調水道下輸膀胱滲泄之令不行生化之氣不運東垣云水飲留積若土在雨中須為泥矣得和氣暖日水濕去而陽化自然萬物生長喜其脈相應遂與

熟地五錢 茯苓三錢 肉桂錢（研） 山藥（炒）三錢
車前三錢 鬱金錢 附子（炮）錢半 澤瀉二錢
丹皮錢半 川牛夕錢 茱萸三錢
引加冬瓜皮三錢 水煎服

調經淋瀝

某氏三十餘歲因鬱怒小便不利淋瀝月經不調半載矣或兩脇脹悶或小腹作疼或寒熱往來或胸乳作疼或咽喉噎塞或兩腳筋攣或肢節結核面色青黃不澤形氣日瘦脉左關弦數此疼怒傷肝脾血虛氣滯之症

當歸錢 蓮肉錢半 白朮（炒）錢 澤瀉錢半

山查炭三錢 茯苓錢 五味子六分
紫菀八分 丹皮錢 甘草六分
引加車前子三錢（另包） 水煎服

經不調

王氏三十餘歲素日脾濕胃脘不和兼以多氣無子遇氣攻痛
天癸不按期
丹參三錢 當歸三錢 梔子三錢（炒） 牛膝三錢（炙）
陳皮二錢 蒼朮三錢（炒） 茯苓三錢 香附三錢（炙）
砂仁六分（研） 甘草錢 木香錢 枳殼三錢（炒）
引加藕節三塊 水煎服

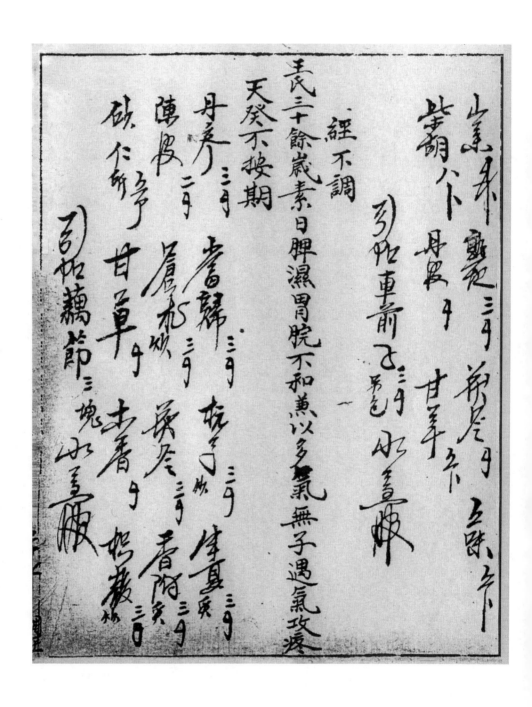

帶下

李氏三十餘歲自產後補劑太早內中感寒以致腹內堅塊已數年矣不時即發發時氣衝胃脘兼連腰胯作疼白帶淋漓夜則疼甚食少心悸六脈沉

故紙二錢　牡蠣煅研錢　杭芍炒錢半　枳殼炒錢

當歸錢半　玉金研八分　肉桂去皮研五分　香附炒錢

木瓜錢

引枇杷葉根三大片　水煎服

經行腹疼

姜氏二十餘歲天癸過期見腹疼不多或色或淡紅色日晡寒熱

小腹一塊脹適遲散寒熱稍退天癸仍見不多腹疼頭疼身熱自子至午熱方退小腹疼等症

香附 二錢　紅花 二錢　當歸 錢半　山甲 炒研 三錢
梔子 炒 錢半　枳實 炒 三錢　桃仁 炒研 二錢　酒軍 二錢
靈脂 炒 三錢

引加紫蘇 錢半　水煎服 一劑而愈

小腹疼

胡氏二十餘歲南方身體為婢每行經小腹作疼下天癸九日未止疼甚小腹作脹乍疼乍止

當歸 錢半　肉桂 研 錢　靈脂 炒 三錢　木香 八分

柴胡三錢炒 香附炙五分 玉金錢研 元胡研五分

引加茗葉根三枚 水煎服

广

白帶

鈕女五歲忽而白帶甚多小水暈濁之症

扁豆錢炒 滑石五分 蒼朮炒五分 甘草五分

茯苓錢 杏仁研錢 半夏炙五分

引加白鷄冠花五分 水煎服

血帶

邱氏四十餘歲天癸暑見即小腹疼甚惜寒壯熱脈六部沉細

歸尾三錢 官桂二錢 小茴香炒五分 桃仁炒研三錢

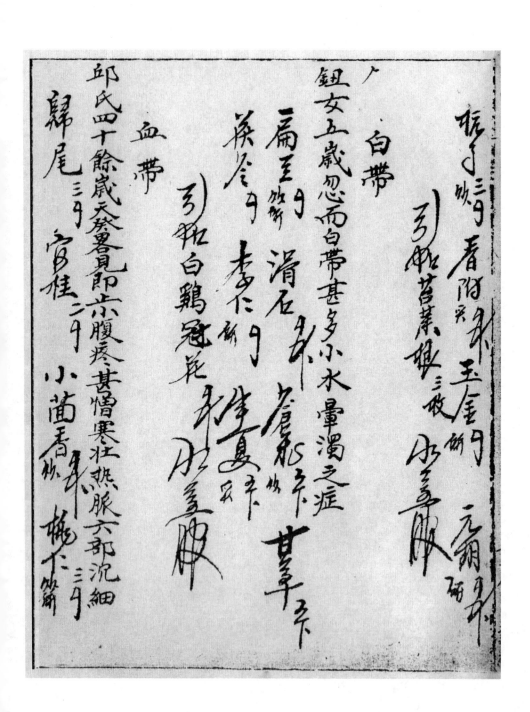

青蒿五分　香附炙三分　金鈴子炒三分　乳脂八分
元胡炒三分　甘草分
引加生姜一片　葱白三寸　水煎服

、經不和
張氏二十餘歲經閉三月疑為有孕至四月天癸仍現如旧但
小腹一塊如鴨子大經水臭穢之氣脈兩關沉滑
香附炙三分　梔子炒三分　山查炒[illegible]　陳皮二分
當歸三分　生地五分　丹皮三分　木通二分
甘草分
引加燈心少許　水煎服

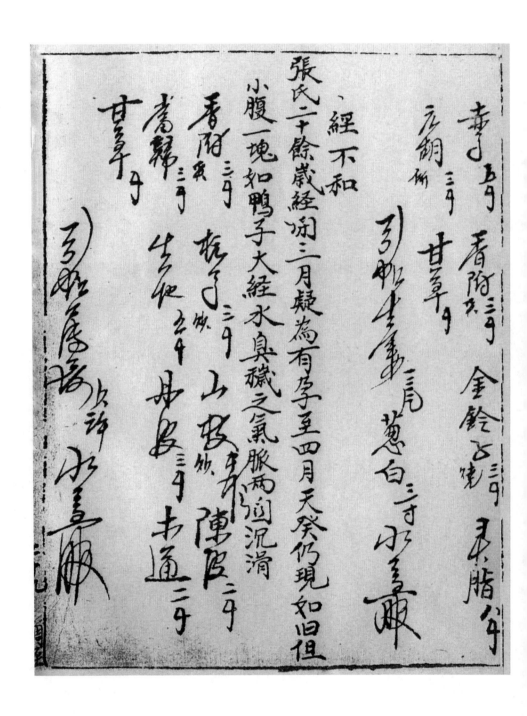

癥塊

金女十六歲天癸二月未至右脇下塊如碗常作疼痛憎寒發熱無時飲食如常大便如醬色六脈沉濇而大

三稜三錢　歸尾五錢　枳實炒三錢　香附炙三錢

莪朮三錢　桃仁研炒三錢　醋軍五錢　玄胡研三錢

靈脂五錢　明粉一錢　甘草一錢

引加黑豆一百粒醋炒　水煎服

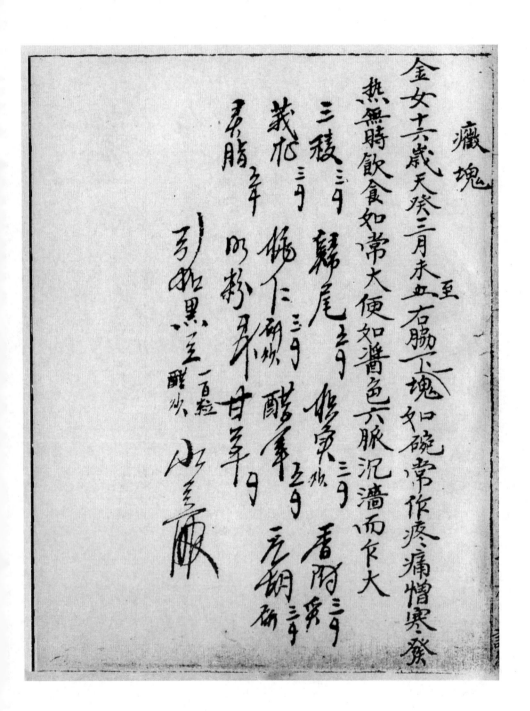

十女十九歲天癸後發熱惡心咳嗽不食頻漕溲夜則長語六脉沉細小柴桃仁生地等不效又服

姜仁(炒研)五分　黄連(研)分　干姜分　半夏(炙)三分

桔梗(炒)三分　陳皮三分　甘艸分

引用桃仁(炒研)三分　生姜片

大便下血而愈後日晡寒熱至夜更甚服加味逍遥散二劑全愈

血滯

一婦四十餘歲天癸略見即止小腹疼甚憎寒壯熱兩尺沉細

歸尾三分　官桂二分　延胡(研)三分　金鈴子三分

赤芍五分　香附(炙)三分　桃仁(炒研)三分　灵脂分

甘艸一錢　小茴香五分
引加生薑三片　葱白三寸　水煎服

胃悶頭熱

一婦三十餘歲戒烟後天癸過夜熱不寐口干胃悶煩躁等症
前胡二錢　生地三錢　香附炙三錢　川貝研錢半
半夏炒三錢　丹皮三錢　甘艸一錢　棗仁炒研錢半
丹參三錢　茯神三錢
引加蓮梗尺二寸　水煎服

經不和

一婦二十餘歲經閉三月疑為有孕至四月天癸仍現如舊但小腹

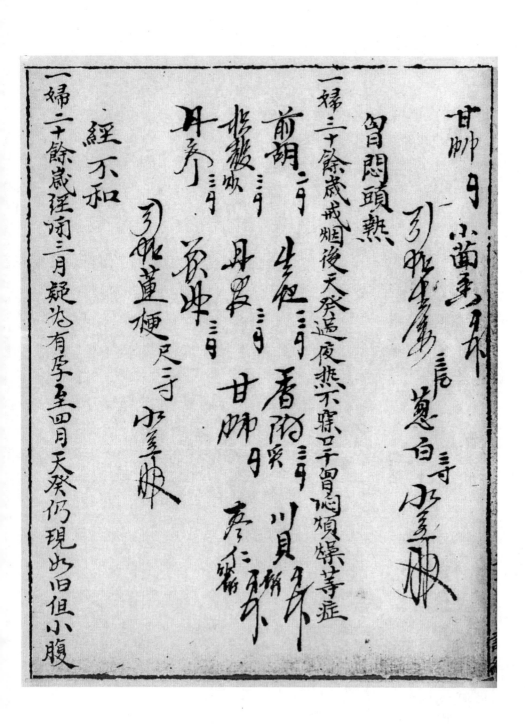

一塊如鴨子大兩個沉滑經水臭穢之氣

香附米三錢 白芍三錢炒 青皮二錢 丹皮三錢

木通二錢 當歸三錢 陳皮二錢 生地三錢

引竹葉荷葉 水煎服

虛勞

一婦二十餘歲天癸五月未見咳嗽面脚腹脹腫面黃白日晡寒熱大便

溏瀉六脉沉微

當歸二錢 白芍三錢 白朮三錢 茯苓三錢

台參二錢 柴胡錢 丹皮三錢 骨皮三錢

澤瀉二錢 甘草錢

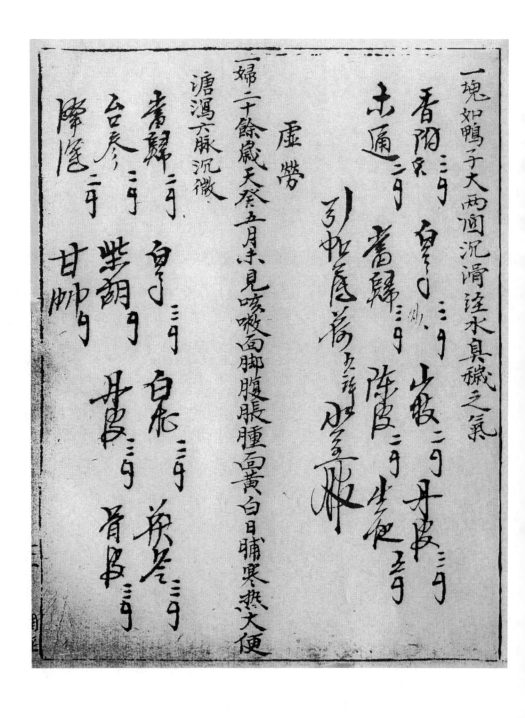

引加煨姜一大塊 大棗三枚 水煎

、經不和

一婦二十餘歲經脉三月疑必是孕四月天癸已現但小腹一塊不時動轉經水臭穢兩關滑急日晡微有寒熱

生地三錢 白芍三錢 [illegible] [illegible] [illegible]三錢
當歸三錢 川芎二錢 丹參三錢 柴胡錢
甘草錢

引加藕節三塊 水煎

、經止

一婦二十餘歲自二月至十月天癸未下咳嗽日晡憎寒飲食不好不減

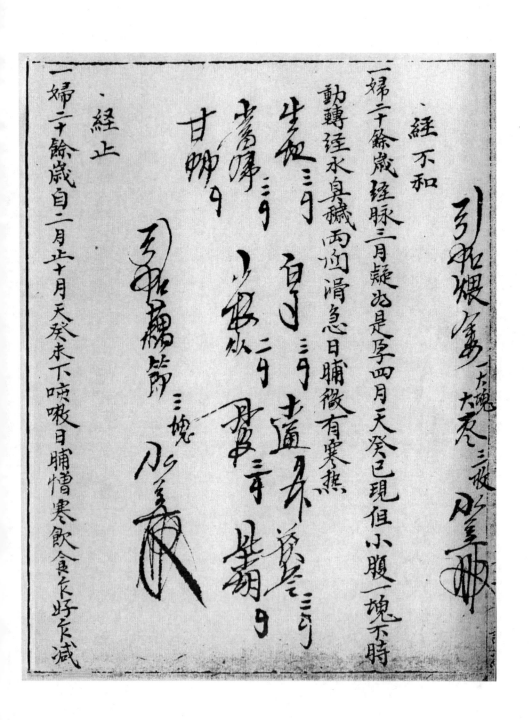

日晡咳嗽則吐而面紫色稍有白帶形体雖瘦不甚六脉沉微但覚吸氣覚凉左腹亦覚内凉大便溏日止一次

臺參三錢 茯苓三錢 半夏炙三錢 當歸三錢

白朮炒三錢 陳皮二錢 炮姜米 白芍三錢

柴胡一錢 甘草一錢

引加鮮姜三片 水煎服

癥塊

一婦之女十六歲天癸三月未至右脇一塊如碗常作疼痛惝寒壯熱甚時六脉沉濇而良大飲食如常大便如醬色

三稜三錢 歸尾五錢 枳實炒三錢 香附炙三錢

莪朮二錢　桃仁炒研三錢　醋軍五錢　延胡研三錢
五靈脂五錢　明粉冲　甘艸錢
引加醋炒黑豆一百粒　水煎服

一、瘧疾

一婦二十餘歲遇怒不遂飲食少思素有昏寐之症今昏寐二十餘日後加瘧越日而發忽早忽晚天癸乍有乍無六脉沉濇

柴胡三錢　枳實炒三錢　杏仁研三錢　桂枝三錢
當歸三錢　蜣螂五錢　鱉甲炙四錢　蒼朮炒三錢
桃仁炒研三錢　茯苓三錢　甘艸錢
引加生姜三片　水煎服

、經不調

一婦二十餘歲天癸按月但疑有孕腹中一塊不時轉動但天癸行時有臭穢之氣兩涸滑大

香附炙三錢　白芍三錢　炭半　柴胡半

當歸三錢　生地三錢　丹皮二錢　陳皮二錢

甘草錢

引加藕節三塊　山查炭

夜寒熱

一婦三十餘歲因子夭憂思天癸過期數日晚上增寒夜熱口干兩寸涸沉急心悸

白芍三錢　白朮三錢　柴胡二錢　骨皮三錢

當歸三錢　茯苓三錢　丹皮三錢　生地三錢

甘草錢

引加生薑三片　大棗二枚　水煎服

感冒

一婦三十餘歲發熱憎寒頭疼惡冒悶天癸正期將止未止

川芎二錢　荊芥三錢　藁本二錢　半夏三錢

當歸二錢　茯苓三錢　陳皮二錢　紫蘇三錢

柴胡二錢　甘草錢

引加生薑三片　水煎服

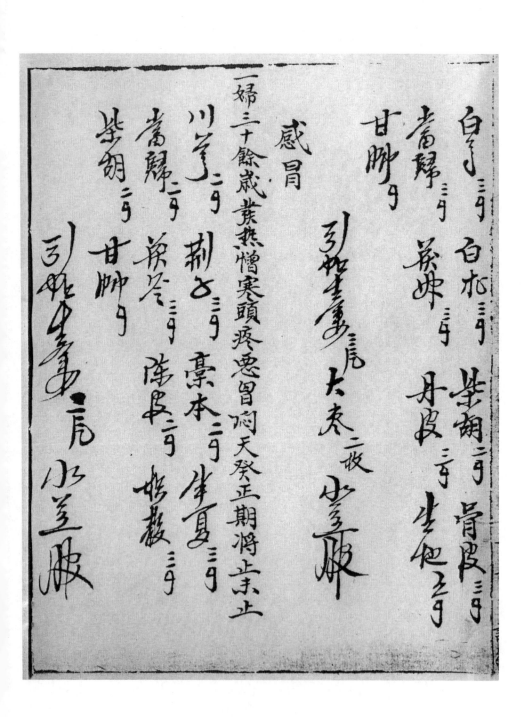

天癸過期惡心

一婦三十餘歲天癸過期食則惡心胷膈不快至夜右腿發熱似瘧

生地三分　茯苓三分　當歸三分　柴胡二分

陳皮二分　半夏三分　丹皮二分　山查二分

香附二分　甘草分

引加蓮梗一尺寸　水煎服

經淋漓

一婦三十餘歲經脉淋漓不止二月有餘兼以頭午胷膈覺熱有脉沉數

熟地炭五分　白芍生三分　膠珠三分　黑梔三分

生地炭五分　當歸三分　艾炭二分　黃芩分

炒柴胡錢　甘草錢
引加荷葉炭二錢　水煎服

疫邪身熱不解

一婦二十餘歲勞碌感冒憎寒壯熱神倦口渴思涼身熱不解六脉沉細
而數雖天癸正期已退胃悶不食

柴胡二錢　陳皮錢半　知母二錢　炮薑三錢
黃芩二錢　生地五錢　花粉三錢　黃連錢
甘草錢
引加薄荷少許　水煎服

小腹滯不作疼

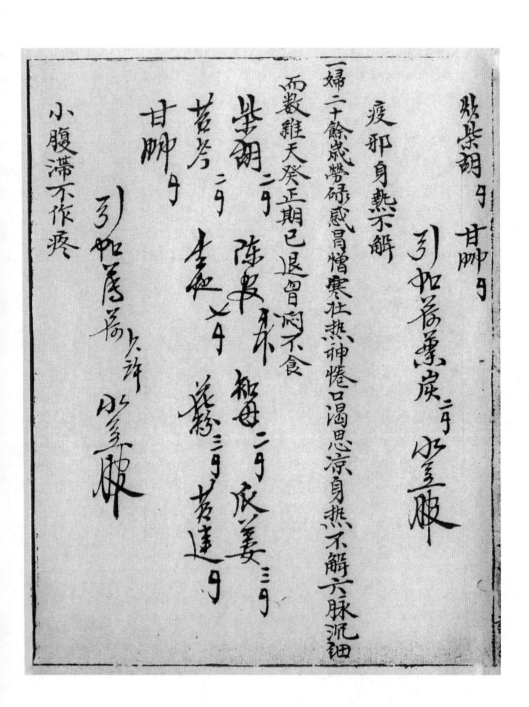

一婦二十餘歲天癸久不見倏見不快服和血清凉即腹疼為滯血不
見矣六脈沉緩
當歸三錢 官桂二錢 靈脂六錢 枳實三錢
白芍五錢 元胡三錢 香附三錢 甘草錢
引加藕節三枚 水煎服

經閉寒熱

一婦三十餘歲有小兒五歲乳少倏經閉四月日晡憎寒夜熱六脈沉細
當歸三錢 白朮三錢 柴胡三錢 元胡三錢
枳實三錢 茯苓三錢 香附三錢 桃仁三錢
梔子三錢 玉金二錢 甘草錢

引加醋炒黑豆五十粒　水姜服

一女十九歲每經行半日則腹疼甚則嘔吐半載矣先服二陳香砂平胃二劑

、經行腹疼

香附炙五分　玉金研三分　桔梗三分　三稜錢

延胡研三分　歸尾五分　青皮三分　靈脂錢

牛膝炒三分　蓬莪二分　半夏炙二分　[illegible]

茯苓三分

引加醋炒黑豆五十粒　水姜沖紅糖三分服

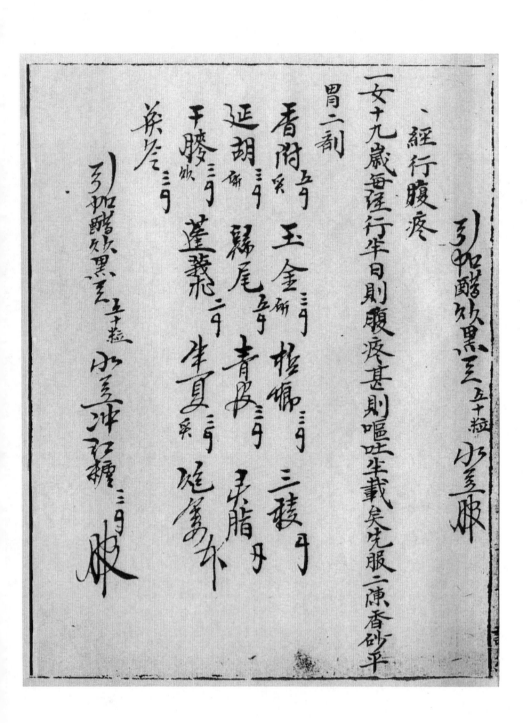

孫氏醫案

第拾陸

胎前

麓人孫氏醫案卷拾陸本

卷五拾柒

婦人科中

胎前

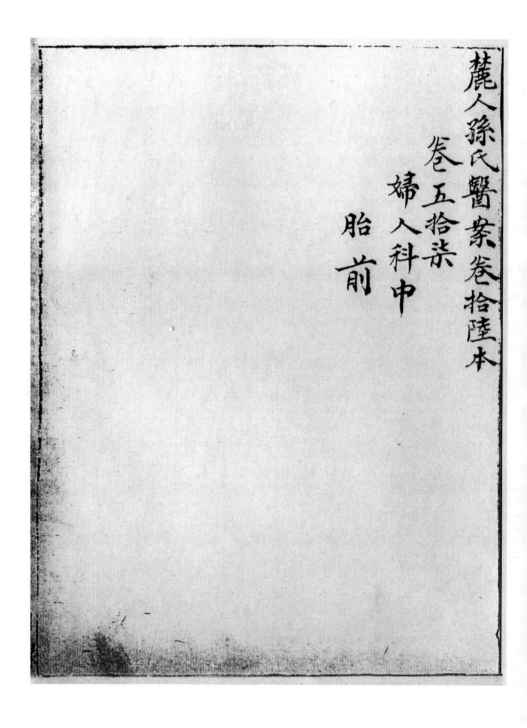

麓人孫氏醫案卷五拾柒

山左歷邑麓人孫起舜纂述

男　壽亭　懋齡　參議

姪　慎亭　修

分數加減存乎其人

婦人胎前部

妊娠惡阻論

惡阻者謂有胎氣惡心阻其餘食也其症顏色如故脈息平但覺肢體沉重頭目暈眩擇食惡聞食氣好食酸鹹甚者或作寒熱心中憒悶嘔吐痰水胸膈煩滿恍惚不能支動輕者不服藥無碍重者須藥調之恐傷胎氣

專以行痰為主耳

鄭氏二十餘歲形肥偶得惡回等症

陳皮錢　茯苓三錢　烏梅一個　甘草六分

半夏炒錢　砂仁八分研　白朮錢土炒

引加生薑一片　大棗二枚　水煎服

劉氏三十餘歲形體瘦弱惡回之症

人參錢　陳皮錢　白朮炙錢　麥冬壹七分

厚朴薑炒錢　茯苓錢　黃芩錢　甘草五分

引加生薑一片　竹茹一團　水煎服

張氏二十餘歲惡阻甚不能食症也

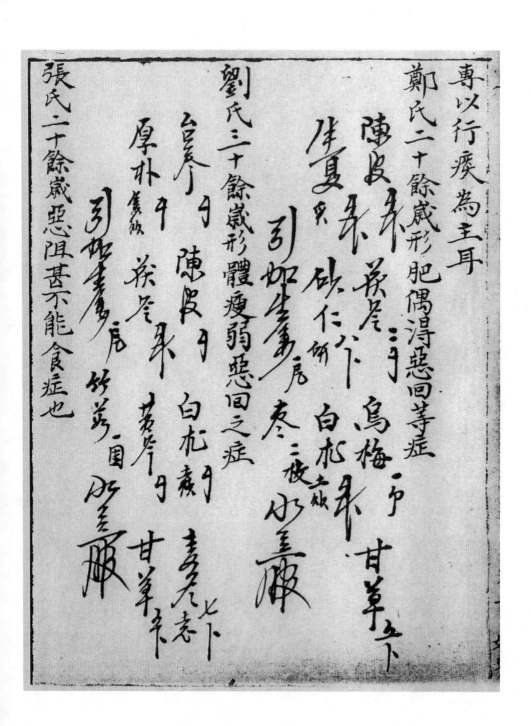

蘇梗錢　香附八分　陳皮八分　甘草錢
砂仁炒研錢　烏梅八分
引加生薑片　服二劑

王氏三十餘歲胎動不安此脾肺素虛不能管束其胎氣血素衰不能滋養其胎不以日月多少而常墮之症以安胎飲主之

台黨參錢　黃芩錢　生地錢　砂仁研五分
白朮土炒錢　歸身錢　白芍炒錢　陳皮錢
炙草五分
引加生薑片　大棗二枚　服二劑

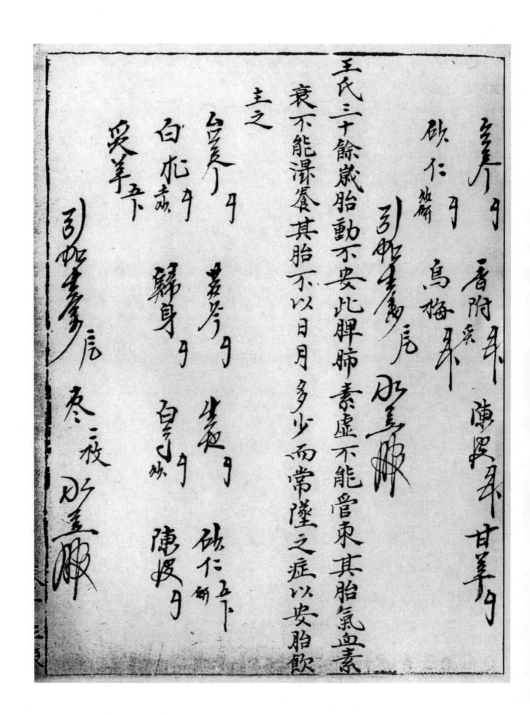

陳氏二十餘歲妊娠勞房過度以致胎動不安之症

歸身 錢 阿膠 錢 珠 竹茹 五分 貝母 五分

艾衣 朮 砂仁 五分 研

引 紅棗 二枚 水煎服

江氏三十餘歲素好氣妊娠又過怒傷肝以致胎動不安之症

歸身 朮 杭芍 炒 錢 黃芩 朮 柴胡 錢

川芎 錢 生地 錢 丹參 錢 貝母 錢

引 紅棗 二枚 水煎服

楊氏二十餘歲素心事不遂過於憂悲傷肺以致胎動欲墜

之症

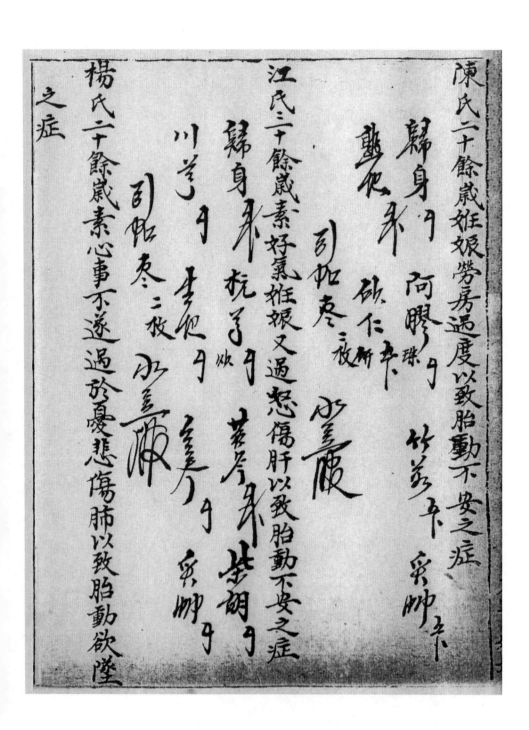

黄芩一錢 歸身一錢 艾葉一錢 香附一錢

膠珠一錢 五味十五粒 川芎五分 生地一錢

製艸五分

引加竹茹五分 水煎服

鞠氏四十餘歲因事受恐損傷胞胎故現胎動將墜之象

續斷一錢 歸身一錢 熟地二錢 五味十五粒

杜仲炒一錢 白芍一錢 黄柏炒一錢 川芎七分

引加黄芩八分炒 [illegible]炒三分 水煎服

葛氏三十餘歲妊娠思慮積久虚下觧以致傷脾故現胎動墜欲産之象

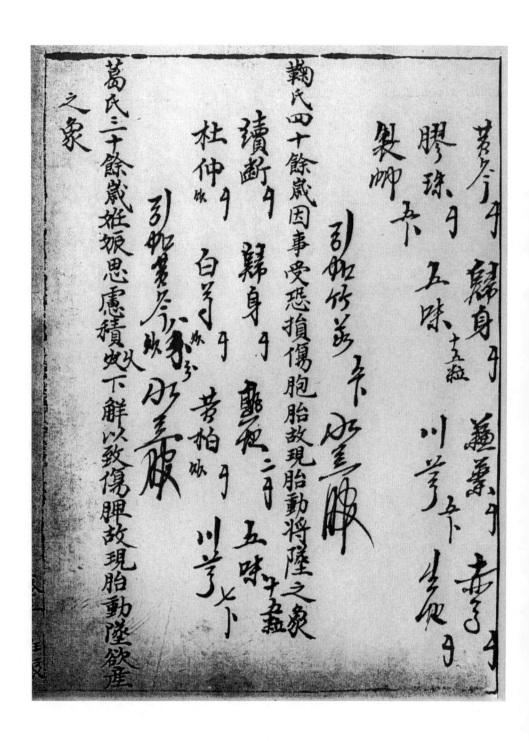

台芎錢　歸身錢　陳皮錢　杭芍炒錢半
白朮炒錢半　川芎七分　香附炙錢　生地錢
粉草五分
水煎服

夏氏三十餘歲姙娠五月跌撲觸動胎氣以致胎動不安之症
歸身錢　白朮炒錢半　蘇葉錢半　炙艸五分
白芍炒錢　黃芩錢半　砂仁研五分
引加生薑一片　棗二枚
水煎服

姙娠滿胎

郭氏三十餘歲有孕數月而復下血也蓋女子之血在上為乳汁在

下為經水一朝有孕而乳汁經水不行聚於子宮以養胎也今胎漏則是氣血虛胞中有熱下元不固也法當四君子以補其氣四物以補其血黃芩黃柏一以清氣熱艾葉以止其血杜仲續斷以補下元之虛未有不安者也

台參一錢　歸身一錢　熟地三錢　阿膠一錢炒珠

白朮一錢炒　杭芍一錢炒　艾葉一錢炒　續斷八分

條芩一錢炒　黃柏一錢炒　炙艸五分

引加生姜三片　大棗二枚　水煎服

妊娠瘟疫論

妊娠瘟疫專以清熱安胎為主各隨六經所見之症以表裏

治之務宜謹慎不可與當病瘟疫同治以致損胎誤其
母性命也此子家傳之秘宜珍〻重之
高氏三十餘歲姙娠忽然惡寒頭疼項強腰脊疼此太陽經
症也治當
蘇葉錢　藁本分　防風分　白朮錢土炒
羌活分　川芎分　黄芩錢　甘草分
引加葱三根　生薑二片　水煎服
魏氏二十餘歲惡寒却不發熱但頭疼鼻乾頂項強此陽明
經也法當
葛根分　蘇葉錢　防風分　豆豉分

白芷分 白朮錢土炒 條芩錢 甘草分

引加葱白三寸 水煎服

曹氏三十餘歲偶然寒熱往來頭眩嘔心下煩胸脇疼此少陽經症也治宜

川芎分 白芍分 藿香錢 枳殼分炒

柴胡分 白朮錢土炒 條芩錢 桔梗分

半夏製分 甘草分

引加生薑大棗二枚 水煎服

李氏十八九歲發熱惡寒咳嗽此手太陽經症也

麻黄製分 藿香錢 秦艽炒斷分 白朮錢土炒

條芩一錢　甘草分

引加葱三寸　生薑三片　水煎服

張氏三十餘歲惡寒不熱腹中疼吐瀉不渴手足厥此足太陰

脾經症也

人參分　白朮土炒一錢　條芩一錢　甘草分

干姜分　藿葉一錢　白芍酒炒分

引加生薑三片　大棗二枚　水煎服

熊氏二十餘歲惡寒倦臥發熱手足冷此足太陰腎經症也

熟地三分　細辛三分　藿葉一錢　甘草分

獨活分　白朮土炒一錢　條芩一錢

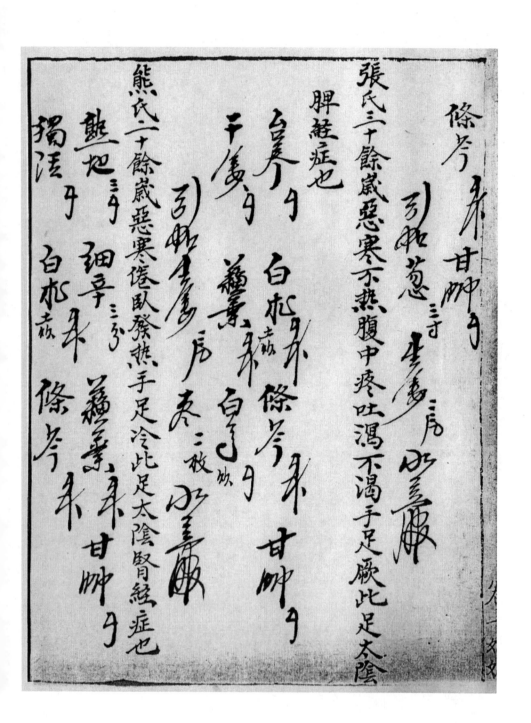

丁氏四十餘歲惡寒手足厥冷唇口青如被杖頭頂崩疼

引加生姜三片大棗二枚水煎服

此足厥陰肝経症也

歸身[illegible] 藁本[illegible] 細辛[illegible] 條芩[illegible]

吳萸[illegible] 羌活[illegible] 白朮炒[illegible] 甘草[illegible]

引加生姜三片水煎服

陳氏三十餘歲發熱口渴小便不利此手足太陽小腸膀胱腑病也治當

柴胡[illegible] [illegible] 猪苓[illegible] 赤苓[illegible]

黃芩[illegible] 白朮炒[illegible] 澤瀉[illegible] 木通[illegible]

甘草彐
水煎服

崔氏二十餘歲發熱、口大渴，此手足陽明胃與大腸病也
知母彐　石羔煅彐　竹葉八下　柴胡彐
黄芩彐　白芍彐　甘草彐
引加粳米一撮　水煎服

單氏三十餘歲身大熱、口~~不~~大渴煩燥大便不通，此足陽明胃
經病也，治宜
枳实麸炒朩　柴胡彐　芒硝朩　甘草彐
川軍朩　黄芩彐

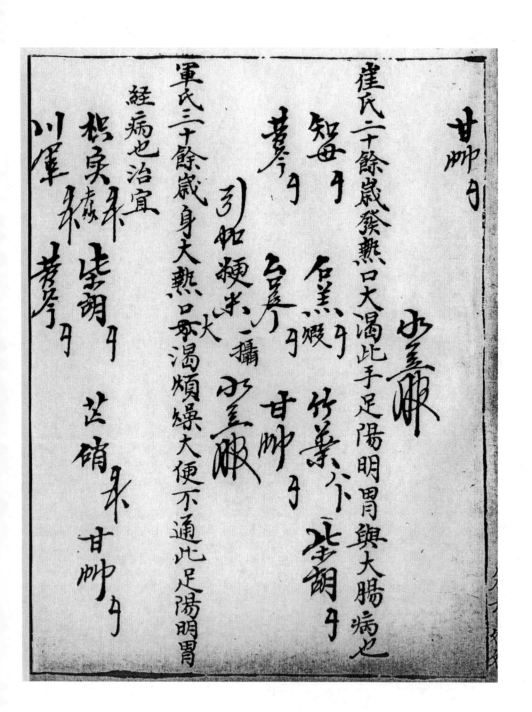

楊氏二十餘歲發熱口乾而渴心煩不得眠乾嘔此足少陽胆經腑症也

引加生姜一片水煎

麦冬去心 錢　柴胡 錢　山梔仁 錢　竹茹 八分

花粉 錢　黄芩 錢　枣仁炒 錢　生姜 錢

甘草 錢

水煎

白氏二十餘歲發熱而渴腹中疼自利此足太陰脾經症也

乾姜 錢　柴胡 錢　白芍炒 錢　黄芩 錢

白朮土炒錢　黃芩錢　阿膠炒珠錢　甘草錢

引加生薑　棗二枚　同水煎服

滿氏二十餘歲發熱而渴利下濃血手足冷此足厥肝臟症也

歸身錢半　柴胡錢　白朮土炒錢　烏梅一個

白芍炒錢半　黃芩錢　茯苓錢　甘草錢

水煎服

沈氏四十餘歲瘟疫愈後調理失宜而復發熱此勞復也

柴胡錢　知母錢　台參錢　竹葉十五尾

黃芩錢　麥冬去心錢　石羔煅錢　甘草錢

引加粳米一撮　水煎服

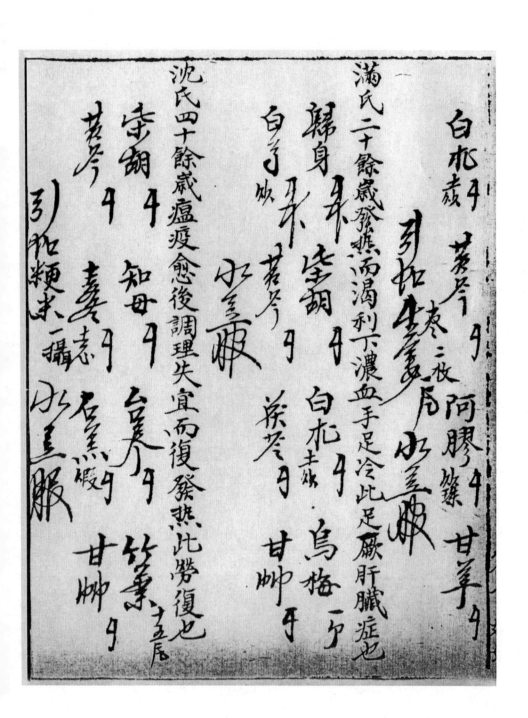

何氏二十餘歲瘟疫愈愆後以致飲食失節而復發熱之症此食復也

藿香一錢半　枳實去瓤一錢　黃連研一錢　神麯炒一錢

白朮炒一錢半　黃芩一錢　陳皮一錢　甘草一錢

引加生薑三片　大棗二枚　水煎服

王氏二十餘歲瘟疫不解遍身發斑赤如錦文法當

白芍一錢　石羔煅二錢　梔子研一錢　豆豉一錢

知母一錢　黃芩一錢　生地一錢　甘草一錢

引加竹葉三片　水煎服

妊娠中風論

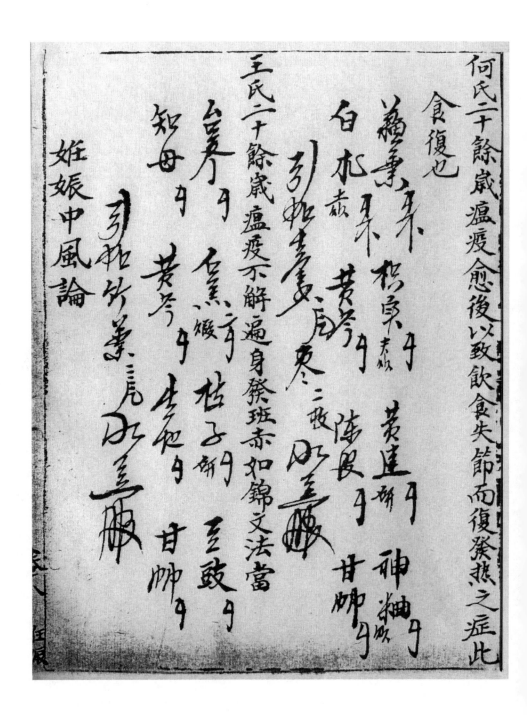

太乙者冬至日在坎正北立春日在艮東北春分日
在震正東立夏日在巽東南夏至日在離正南
立秋日在坤西南秋分在兑正西立冬日在乾西北
故太乙移宫之所即八節日天必應之以風雨其風從
所鄉而來爲正風不能傷人不從所鄉而來謂之虚風
中人即病中其皮毛經絡者則發寒熱頭項身體
皆疼或肌肉頑痺中其肋骨者則拘攣彊直
中其臟腑者則卒倒昏悶口眼喎斜手足癱瘓
口噤不語孕婦得此不可用常治中風之法只以補
虚安胎爲本兼用搜風之劑增減八物湯主之

當歸身三分　台參一錢　杭芍炒三分　黄芩

製黄芪三分　白朮三分土炒　川芎三分　秦艽三分

懷熟地三分　柴胡二分　茯苓三分　防風三分

引加生姜三片　大棗三枚　水煎服

妊娠中暑

趙氏三十餘歲當暑盛時發熱而渴自汗精神昏憒四肢倦怠少氣此乃中氣暑熱之毒也

台參錢　五味十三粒　黄耆製錢　黄連研錢

麥冬去心　白朮土炒錢　條芩錢　知母錢

製艸錢

水煎服

妊娠中濕

張氏二十餘歲忽然發熱骨節煩疼身體重着頭疼鼻塞此乃中濕之症也

條芩五錢　焦白朮土炒五錢　藿葉二錢

引加生姜五片　水煎服

妊娠咳嗽

李氏二十餘歲發熱咳嗽惡風寒鼻塞鼻流清涕等症

台烏八錢　陳皮錢　枳殼去穰錢　前胡錢

紫蘇錢　茯苓錢　桔梗錢　黃芩錢

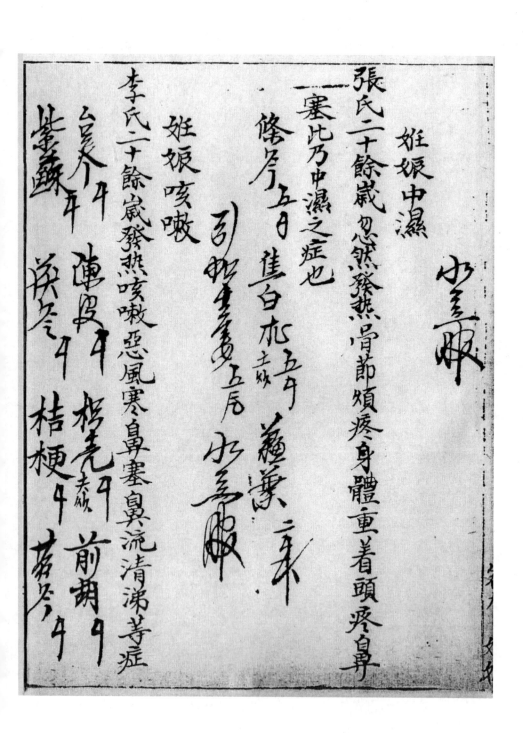

甘草　分

引加烏梅　錢　水煎服

高氏四十餘歲咳嗽日久不已引動其氣致有胎墜之症

台人參　分　黃芩　分　藕節　分　炙甘草　五分

阿膠炒珠　分　白朮土炒　分　桔梗　分

水煎服

妊娠瘧疾

韓氏三十餘歲忽然先寒後熱瘧疾之症

柴胡　分　台人參　分　知母　分　甘草　五分

黃芩　分　白朮土炒　分　歸身　分

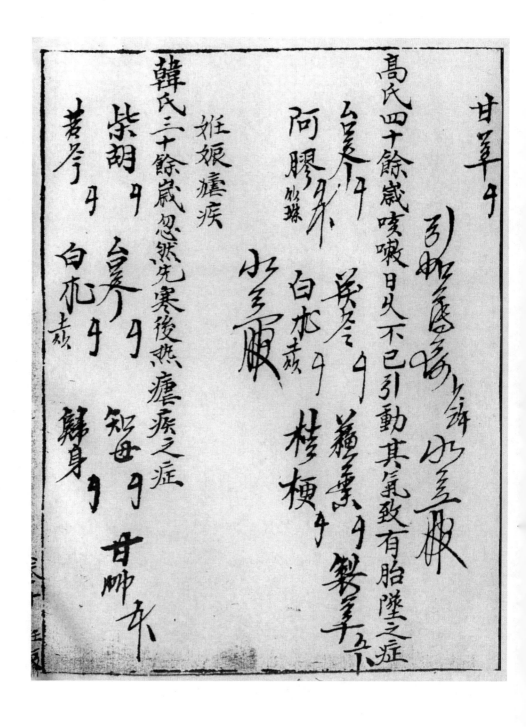

引生姜三片　棗二枚　水二盞煎

党氏三十餘歲瘧疾間一日一發日久不已易轉易甚之症

柴胡錢　知母錢　草菓煨分　鱉甲錢

黄芩錢　常山炒分　烏梅三枚

引加清茶少許　水二盞煎

姙娠霍亂

藕氏二十餘歲夏時心腹絞疼上嘔下瀉之症

藿香錢　蘓葉分　白朮土炒分　廣皮錢

條芩錢　砂仁分　甘草分

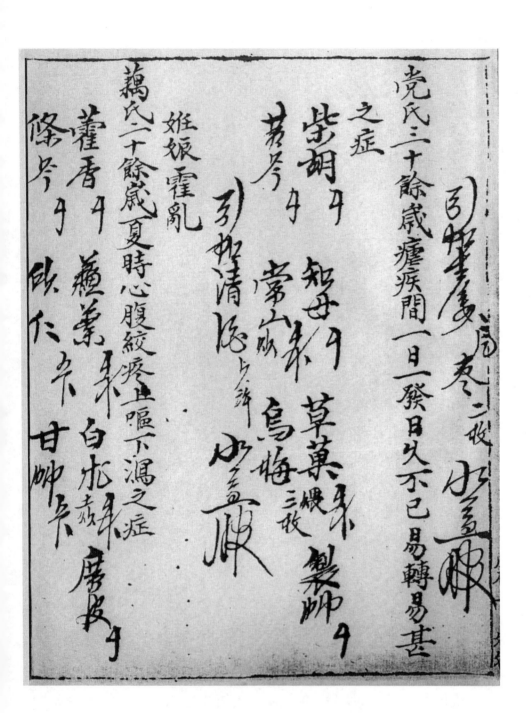

引加生姜三片 大棗二枚 水煎服

妊娠泄瀉

孟氏三十餘歲忽然泄瀉不已大渴之症

台党錢 白芍炒錢 烏梅三個 藿香錢

白朮土炒錢 茯苓錢 乾姜二錢 木香三分

製附子錢

引加生姜二片 水煎服

妊娠痢疾

宋氏三十餘歲偶而便痢紅白腹疼後重之症

當歸二錢 條芩錢 白朮土炒錢 茯苓錢

白芍二錢炒　黃連一錢薑汁炒　枳殼一錢麩炒　廣皮一錢
生地一錢　木香六分　甘草一錢
引加烏梅一個　水煎服

宗氏二十餘歲痢疾日久不已之症
川連一錢酒炒　阿膠一錢蛤粉炒　木香七分　炮薑五分
白芍一錢　白朮麩炒一錢　茯苓一錢　烏梅二個
甘草一錢
引加生薑三片　大棗三枚　水煎服

子懸
呂氏二十餘歲有孕六個月胎氣不和上奏心疼腹脹滿疼痛

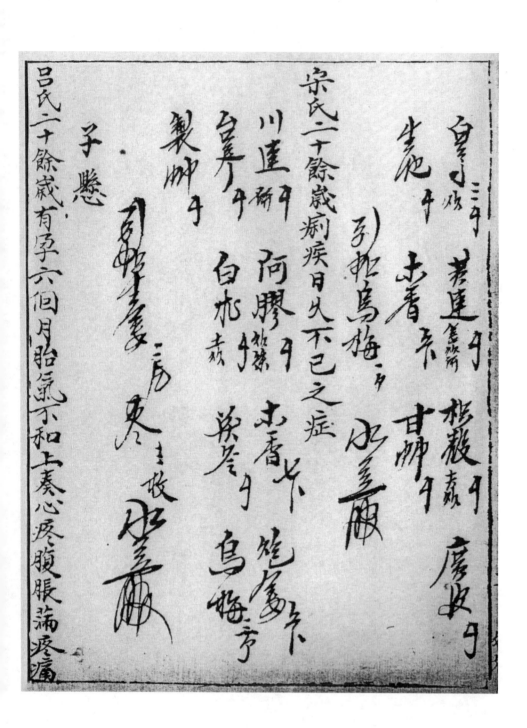

此乃子懸症也

紫蘇 錢 腹皮 錢 白芍 炒 錢 川芎 錢

陳皮 錢 於朮 錢 歸身 錢 烏藥

炙甘草 六

引加生薑 三片 葱白 三寸 加 [illegible]

子煩

劉氏十九歲惚恐然心驚胆怯終日煩悶不安此乃子煩症也

麥冬 錢 茯苓 錢 知母 錢 製甘草 六

淡竹葉 錢 遠志 錢 黃芩 錢 竹茹 八分

子癇　水煎服

王氏三十餘歲忽然眩暈卒倒口噤不能言狀如中風須臾即醒醒而復發謂之子癇此乃氣虛挾痰挾火症也

台參一錢　製蒼錢　茯苓錢　製神五分

白朮炒二錢　歸身錢　麥冬去心錢

引加生薑片　大棗二枚　水煎服

子腫

陳氏三十餘歲偶而面目身體四肢浮腫此胎氣泛溢謂之

子腫

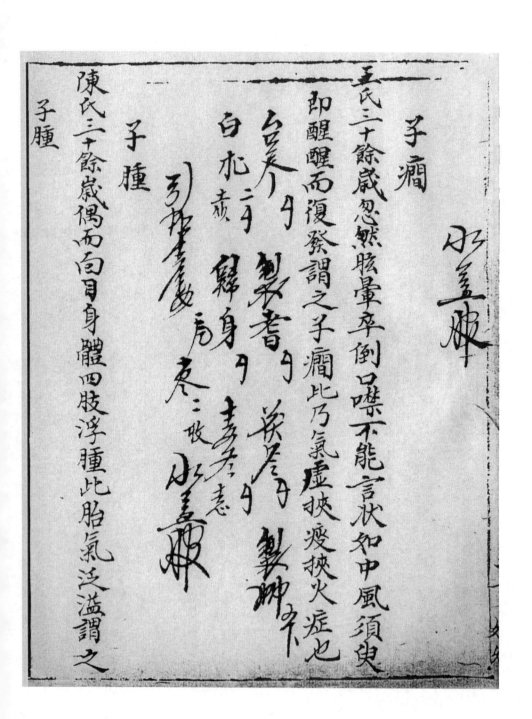

大腹皮分　桑白皮分　白朮土炒分　木香六分

生姜皮分　茯苓皮分　紫蘇八分

砂仁二枚土煨　水姜服

任氏三十餘歲有孕五月忽然腹如有水氣者此名子腫

白朮土炒分　歸身分　陳皮六分　白芍炒分

茯苓一錢

活鯉魚二尾煮汁一盞半　去魚加姜五分　煎空心服

子氣

丁氏二十餘歲有孕七個月以來兩足腫大行走艱難脚指閒有

黃水出此孕子氣症也

白朮(炒)錢　陳皮錢　烏藥錢　木瓜三片
茯苓錢　香附錢　紫蘇分　製朴錢
引加生姜片　水煎

子滿

金氏二十餘歲有孕八個月其胎長大腹大腹滿逼迫子戶坐臥不安謂之子滿症也
腹皮分　枳殻分　白朮(炒)分　製朴三分
砂仁分　紫蘇分　黃芩分
引加生姜片　水煎

子淋

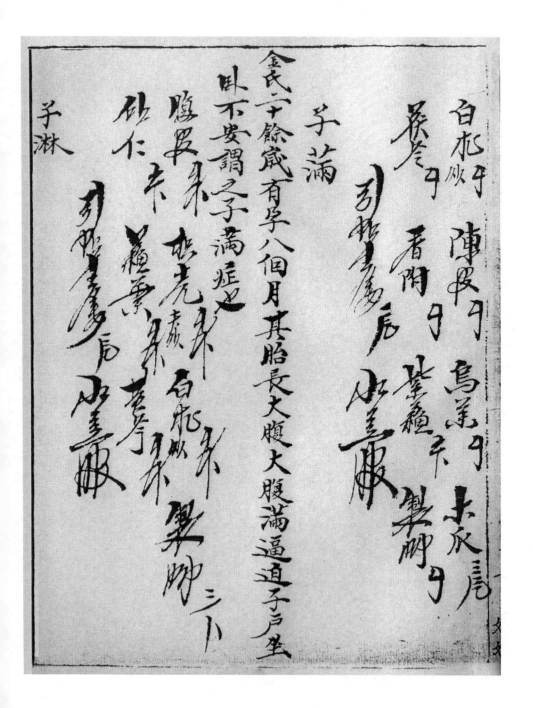

謝氏二十餘歲小便少又澁痛謂之子淋症也

木通 錢　猪苓 錢　白茯苓 錢　萆薢 錢

生地 錢　麥門冬去心 錢　赤芍 錢

引加燈心竹葉各少許 水煎服

姙娠吞酸

張氏三十餘歲復食腹滿吞酸惡心不喜食等症

香附炒 錢　枳實炒 五分　白茯苓 錢　白朮炒 六分

砂仁研 五分　神曲炒 五分　茯苓 八分　甘草 五分

引加生姜三片 水煎服

姙娠目鼻咽喉唇口諸病

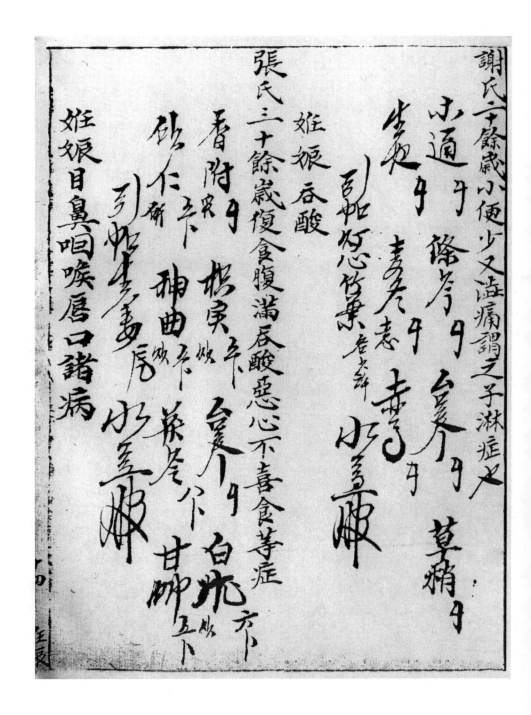

趙氏三十餘歲有孕數月兩目忽然紅赤作疼之症

當歸一錢 黄芩一錢 羌活一錢 杜仲（炒斷）一錢

川芎一錢 川連（炒研）一錢 防風一錢 連翹一錢

菊花一錢 桔梗一錢 甘草一錢

引加竹葉十五片 水煎服

郭氏二十餘歲有孕七月偶而咽喉腫疼之症

牛蒡（炒研）一錢 黄連（研）八分 連翹一錢 甘草五分

條芩一錢 杜仲（炒研）一錢 桔梗一錢

引加竹葉六片 水煎服

謝氏三[illegible]四十歲有孕數月忽然鼻衄不止之症

當歸錢 黃芩錢 杜仲錢水酒炒 桔梗五分
生地錢 黃連酒炒六分 連翹錢 甘草五分
引用茅花一團 水煎服

高氏三十餘歲忽然滿口紅赤舌上生瘡之症
條芩錢 杜仲錢水酒炒 桔梗八分 生地錢
黃連酒炒錢 連翹錢 甘草五分
引用生姜一片 水煎服

姙娠瘡毒

解氏二十餘歲有孕數月乳上生癰之症
川芎錢 當歸錢 白芷錢 連翹錢

花粉 錢 羌活 錢 青皮 五卜 皂刺 七卜
山甲節稍 錢

張氏三十餘歲姙娠偶而背上臂上生瘡此陽明經症也

少芝散

葛根 錢 羌活 来 白芷 錢 花粉 錢
升麻 錢 川芎 錢 連翹 錢 當歸 錢
皂刺 七卜 山甲節 六卜

少芝散

楊氏二十餘歲姙娠忽然胸前兩頰生瘡此少陽膽經症
也

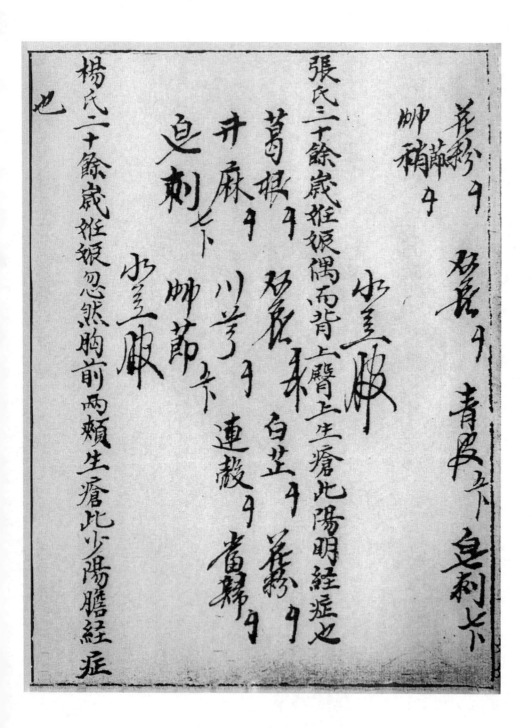

柴胡 分　當歸 分　紅花 分　蓮殼 分

膽艸 分　川芎 七分　蒺藜 分　皂刺 七分

桃仁 炒研 分　青皮 分　甘艸節 分

水煎服

劉氏三十餘歲妊娠肩膊腋下生瘡此太陽經症也

桔梗 分　白芷 分　當歸 八分　陳皮 分

桑皮 炙 分　川芎 分　紅花 五分　蒺藜 分

天冬 分　連殼 分　皂刺 七分　甘艸 八分

水煎服

吳氏三十餘歲妊娠偶而膝內陰傍生瘡此厥陰肝經症也

青皮一錢　川芎一錢　白芷八分　皂刺七分
當歸一錢　紅花一錢　連翹一錢　花粉一錢
草節一錢

水煎服

金氏三十餘歲妊娠手足掌内生瘡此少陰症也
黃連炒研一錢　紅花一錢　當歸一錢　連翹一錢
木通一錢　黃柏一錢　川芎八分　皂刺七分
草節一錢

水煎服

子懸

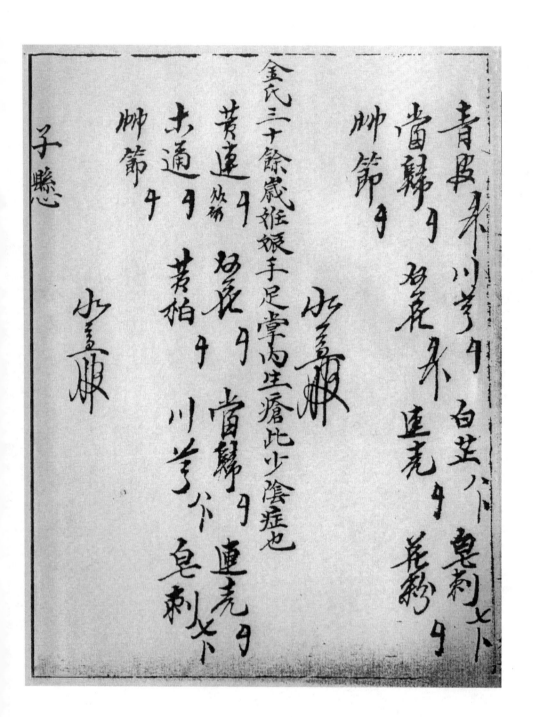

黃氏三十餘歲妊娠數月偶得子懸之症此乃胎熱而子不安身欲立起于胞中故若懸起之象其實非子能懸掛也若作氣盛下之立斃矣

白芍二錢　白朮土炒五錢　杜仲炒二錢　枸杞錢
茯苓錢　熟地五錢　麥冬去心二錢　五味十下
山萸炒二錢　萬二錢　歸身錢　甘草錢
水煎服

胎動

康氏二十餘歲妊娠七月忽然胎動不安欲墮之象

白朮土炒錢　熟地錢　白芍錢　甘草錢

小産

胎漏

姜氏二十餘歲姙娠數月偶而胎漏之症

白朮土炒五錢　龜板　丹　三七根三錢

小産

姙娠感寒

王氏三十餘歲孕五月感寒頭疼身疼憎寒夜熱腹脹胸悶

脉左三部沉滑大

藿葉二錢　歸身三錢　焦朮土炒二錢　柴胡二錢

腹皮三錢　羌活二錢　砂仁研五分　生姜五錢

丹皮三錢 骨皮三錢 甘草一錢

引加鮮藕二兩 水煎服

嘔酸

張氏三十餘歲有孕六月悶脹胃脘不和食即嘔酸水嘈雜

脉兩關沉大

藿梗三錢 腹皮三錢 蒼术麸炒三錢 半夏薑汁製二錢

砂仁研三錢 枳殼麸炒三錢 茯苓三錢 煨薑一片

歸身三錢 川芎[illegible] 甘草一錢

引加生薑三片 蓮楷尺三寸 水煎服

咳嗽

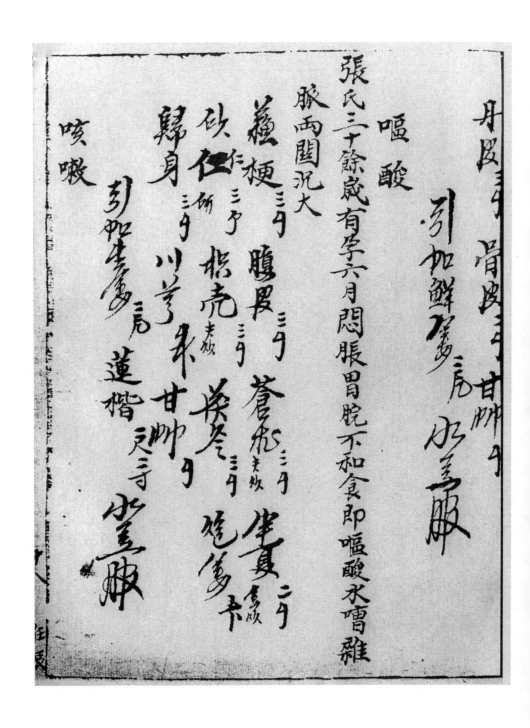

馬氏三十餘歲孕七八個月咳嗽無痰口乾渴面黃瘦脉右
関滑数而急
小生地六分　天冬三分　杏仁炒研三分　川貝去心研二分
大麦冬五分　蔞皮花粉三分　知母三分　歸身三分
製桑皮三分　甘艸分
引加前胡三分　生姜皮
衝任傷損
劉氏二十餘歲有孕三月忽然腹疼下血腰痠脉六部沉雜
生地炭五分　杭芍炒三分　艾炭分　續斷炒三分
當歸身三分　阿膠炒珠三分　杜仲炭二分　龜板五分

生甘艸錢

引加蓮房炭二個 水煎服

胎墜

王氏三十餘歲有孕三月前曾小月三胎覺氣衝則墜而具好氣今遇氣將墜脈六部沉細

杜仲炒三錢 大熟地六錢 阿膠珠三錢 台參一錢

續斷炒三錢 山萸肉二錢 生白芍三錢 白朮炒二錢

生地五錢 升麻炭八分 生甘艸錢

引加荷蒂三個 蓮房炭一錢 泉水煎服

牙疼

陸氏三十餘歲有孕常有牙疼舌乾悶脹等症服苦寒更甚

杭菊花二錢 小艸錢半 腹皮二錢 杭芍炒三錢

老蘇梗錢半 丹皮錢半 花粉錢半 甘艸一錢

桑葉二錢

引加灯心三十寸 水煎服

牙疼

胡氏三十餘歲有孕七月口干不渴脇脹倏而頭熱等症

杭菊花錢半 丹皮二錢 小草錢半 腹皮二錢

小生地三錢 蘇梗二錢 當歸三錢 通艸一錢

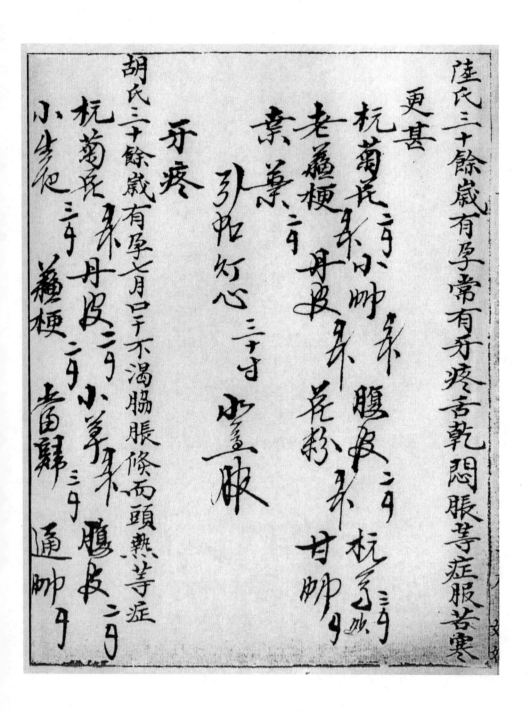

桑葉 桑 甘草 一錢

引加灯心十五寸 竹葉八片 水煎服

衝任傷損

魏氏二十餘歲有孕數月任娠傷損下血腹疼之症

大熟地 五錢 杜仲 炒 三錢 歸身 三錢 阿膠珠 五錢

生地炭 八分 續斷 炒 三錢 生芍 三錢 荊芥炭 二錢

山梔炭 二錢 甘草 一錢

引加蓮房炭 一個 水煎服

臨期腹疼不產

趙氏三十餘歲孕九月有餘絛腰腹疼甚產無動靜脈六部

遲緩
落花生皮五分 川芎三分 木通二分
全當歸五分 滑石五分
常流水煎服

欲產下墜
謝氏二十餘歲受孕八月忽然小腹下墜脉左沉右雜用
固或可．
熟地五分 續斷炒三分 兎絲子二分 白芍生三分
杜仲炒二分 當歸三分 阿膠珠三分 甘草分
引加荷葉炭二分 水煎服

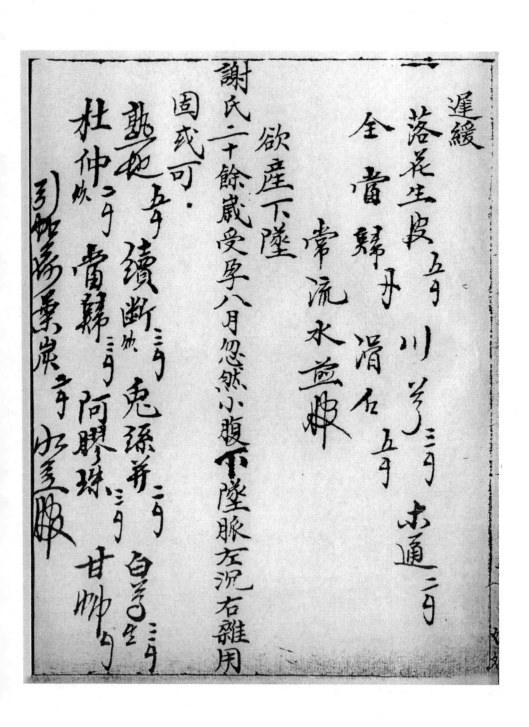

姙娠周身起疙瘩

張氏二十餘歲有孕三月周身起疙瘩成片搔痒心悶懊憹不安赤色鼻干燥

蟬退一錢 生地五錢 腹皮二錢 荊芥三錢

浮萍二錢 丹皮三錢 蘇梗三錢 連翹三錢

黄芩一錢 知母一錢

引加[illegible] 水煎服

泄瀉

李氏三十餘歲素虛臨產致期泄瀉不止之症

當歸五錢 茯神三錢 白朮三錢 熟地五錢

川芎二錢　棗仁二錢炒研　白朮三錢土炒　陳皮二錢

甘草一錢

引　桂生薑三片　水煎服

妊娠如崩

周氏二十餘歲受孕八月忽而經下淋漓半月後偶而大小

或塊傾盆以致心悸昏暈但腹腰不疼脈兩關沉伏

製耆三錢　黨參三錢　茯神三錢　丹皮炭六分

歸身三錢　白朮三錢土炒　棗仁二錢炒研　生地炭六錢

膠珠三錢　杜仲三錢炒　續斷三錢炒　生甘草一錢

引如蓮房炭一個　水煎服

姙娠干咳

張氏三十餘歲孕八月偶而咳多無痰口干咳甚而嘔憎寒壯熱

生地六分　花粉三分　桑皮炙三分　桔梗二分

麥冬去心五分　知母三分　淅貝去心二分　前胡二分

柴胡柔　甘草分

引加蘆根尺許　水煎服

干咳

王氏三十餘歲受孕九月干咳憎寒食少

紫菀二分　麥冬去心三分　知母三分　桑皮炙三分

前胡二分 杏仁三分炒研 知母二分 淅貝二分去心研
生地六分 甘草五分
引加生薑二片 水煎服

腹脹

張氏二十餘歲有娠五月腹疼脹食少
藿梗二分 歸身三分 陳皮[illegible] 神曲炒[illegible]
腹皮二分 川芎分 砂仁五分研 甘草分
引加生薑片 水煎服

姙娠抽風

吳氏二十餘歲受孕八月倏而頭疼晚則抽風如癇吐沫

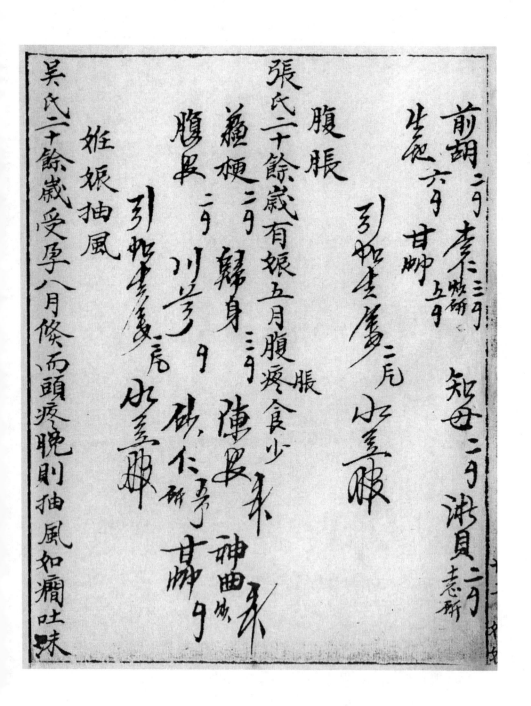

不省人事腹疼脉六部亂雜

當歸五分 柴胡二分 姜蚕炒錢 枳殼麸錢

川芎錢 勾藤分 淅貝去心研二分 甘草分

引加牛黃鎮驚丸一小粒 水姜化服

牙疼

范氏二十餘歲受孕五月自曾出省路途風熱牙疼過午至

夜尤甚憎寒壯熱

生地五分 柴胡二分 黄芩三分 當歸二分

丹皮三分 荊芥二分 山支研三分 連殼三分

杭芍三分 甘草分

腹疼

羅氏二十餘歲受姙六月忽而腰腹作疼下墜每日悶惡食

香附製三錢　續斷炒二錢　白朮炭二錢　膠珠三錢

杜仲炒二錢　歸身三錢　陳皮一錢　木香煨一錢

生艸一錢

引加廣砂一錢　水煎服

引加蓮房炭一个　水煎服

齒疼腮潰

馬氏二十餘歲受孕五月齒疼日久腮腫自內潰破口噤

心嘈膿多等症

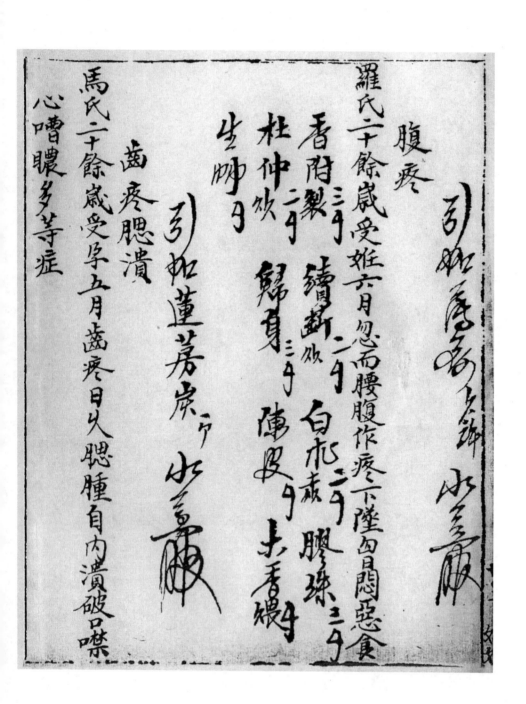

當歸二錢 荊芥錢半 蒼朮二錢 半夏錢半
赤芍二錢 丹皮二錢 枳殼麩炒錢半 黃芩二錢
皂刺五分 甘草錢
引加蔥白為引 水煎服

胎上逼

牛氏二十餘歲胎上逼胸滿噯氣飲食少思此脾氣鬱
滯故用

當歸二錢 腹皮錢半 橘皮八分 蘇梗錢半
川芎錢 赤芍錢 白朮錢 甘草五分
引加蔥尾 水煎服

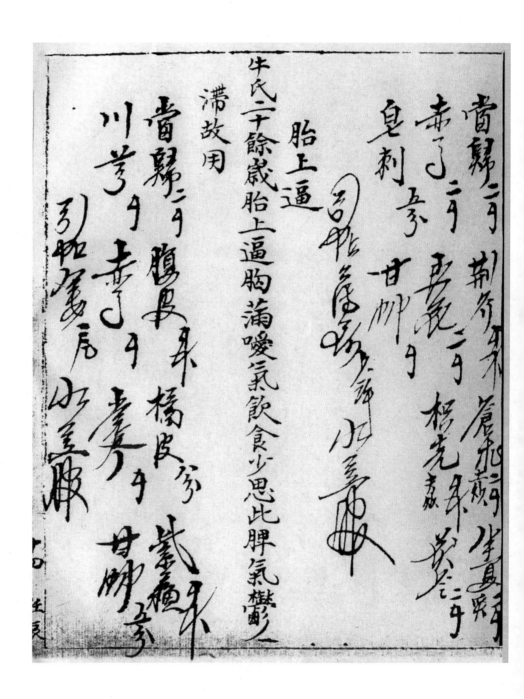

下如豆汁

梁氏三十餘歲姙娠因怒胸膈不利飲食少思服消導順之劑脾胃愈弱餘食愈少大便不實且無度久而便黃水或帶白視其面色黃中隱白余曰黃色脾虛也白色脾虛也故與

台參三錢　茯苓三錢　柴胡八分　陳皮一錢

白朮土炒二錢　升麻炒八分　黃耆炙三錢　半夏炙三錢

甘草炙五分

引加生薑二片　水煎服

心腹作疼

焦氏三十餘歲妊娠心腹作疼胸脇作脹吞酸不食此脾肝
氣滯用二陳山查山梔青皮木香而愈又因怒仍痛胎
動不食面色青黃肝脈弦緊脾脈弦長此肝乘脾土當用
白朮炒錢 陳皮錢 木香八分 升麻四分炒
茯苓錢 半夏炮錢 香附錢 柴胡三分炒
甘草三分
引加生薑片 水煎服

小腹疼

任氏三十餘歲妊娠小腹疼其胎不安氣攻左右或時逆上小
便不利用小柴胡湯加青皮山梔清肺火而愈後因怒小

腹脹滿小便不利水道重墜胎仍不安此以肝木熾盛所致也

膽草錢 澤瀉錢 車前五分 木通五分

生地錢 當歸六分 山梔炒五分 黃芩炒五分

甘草五分

引加竹葉五片 水煎服

心腹脹滿

崔氏三十餘歲姙娠飲食停滯心腹脹滿或用人參養胃湯加青皮山查枳殼其脹益甚其胎上攻惡心不食右關脉沉浮大按之則弦此脾土不足肝木所侮之所症也

蒼术錢 茯苓錢 半夏製八分 柴胡錢

白朮（土炒）三錢　陳皮一錢　升麻（炒）八分　紫蘇梗五分
甘草一錢
引加生姜三片　水煎服

墜胎

萬氏二十餘歲，患瘦疾，墜胎時咳，服清肺解表之藥，喘急不寐。余以為脾土虛而不能生肺金，藥復損而益甚也。

製耆来　台參来　升麻（炒）七分　陳皮一錢
歸身一錢　白朮（土炒）三錢　柴胡（炒）八分　半夏（製）一錢
炙草二錢　五味（炙）五分　甘草一錢
引加生姜三片　水煎服

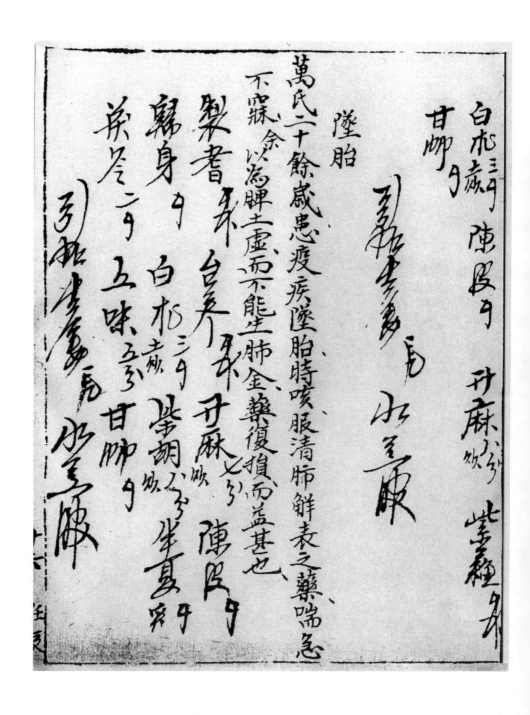

胎不長

吴氏二十餘歲姙娠因怒寒熱往來内熱晡熱脇痛嘔吐胎至八月而不長此因肝脾鬱怒所致也

紫蘇[illegible] 柴胡錢 茯苓錢 白芍錢

陳皮錢 山梔錢炒黑 枳殼錢去穰 半夏八分製

白朮炒[illegible] 甘草五分

引加生姜 水煎服

胎動不安

張氏二十餘歲姙娠痢疾後胎動心神不安肢体殊倦用八珍散二十餘劑漸愈因勞加煩熱頭疼又用

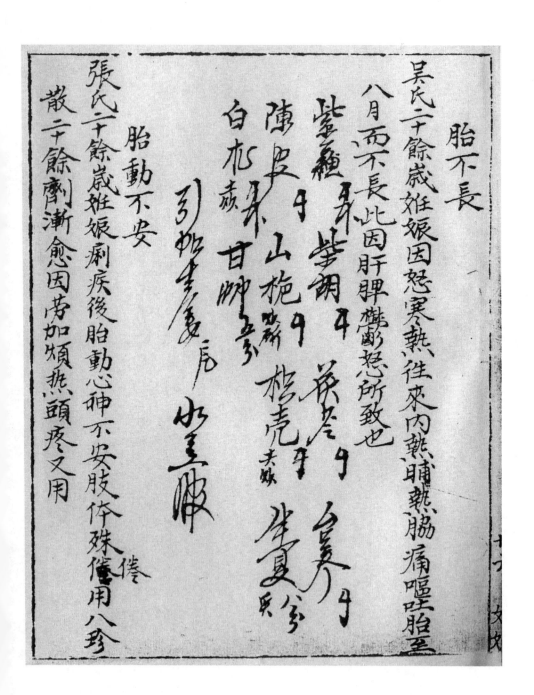

荊芥三分炒研　歸身三分　台參一錢　柴胡八分炒
製耆二分　白朮三分炒　升麻八分炒　天皮一分
生草一分　引加元肉一分　水煎服

墜胎

楊氏三十餘歲墜胎憒昏不時吐痰自用養血化痰之劑昏憒不省自汗發搐痰涎湧出彼以為中風以用祛風化痰余曰此屬脾氣虛寒所致也

製耆三分　人參一錢　川芎五分　茯苓二分
邊桂八分研　當歸三分　白朮三分炒　炙草三分

炮薑一錢　杭芍炒　柴[illegible]　甘草一錢
引加生薑三片　水煎服

未足月欲產

胡氏二十餘歲八月胎欲墮如產臥久少安日晡益甚此血虛弱之故也

白朮五錢土炒　麥冬一錢　杭芍三錢炒　川芎一錢
熟地一兩　當歸三錢　茯苓三錢　甘草一錢
引加生薑三片　水煎服

妊娠咳嗽

劉氏三十餘歲咳嗽其痰上湧日五六碗許諸藥不應余以為

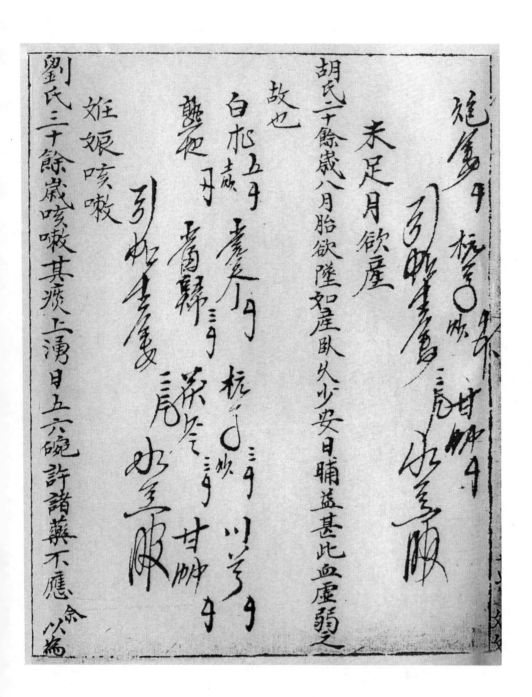

水泛為痰之症也
熟地五錢 丹皮一錢 萸肉二錢 澤瀉一錢
山藥三錢 茯苓三錢 五味五分 甘草五分
引加童便少許 水煎服

姙娠風痙
丁氏二十餘歲出汗口噤腰背反張時作時止吐痰發搐此
怒動肝火也
當歸三錢 白朮二錢 柴胡一錢 丹皮二錢
杭芍三錢 茯苓三錢 山梔炒二錢 勾藤一錢
甘草一錢

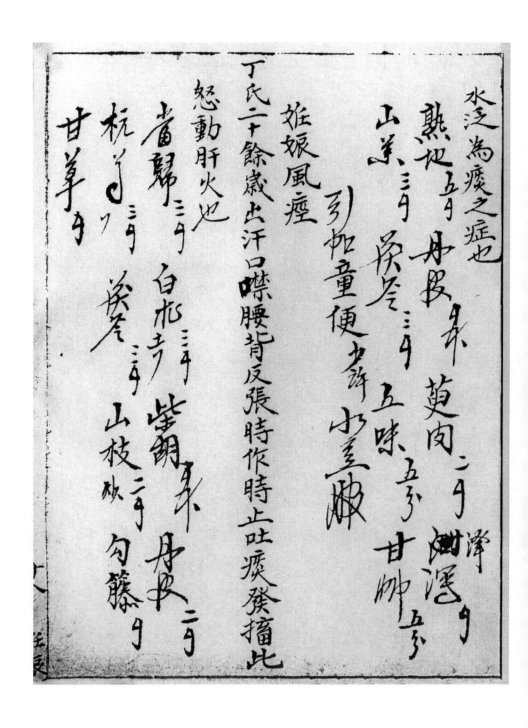

引加蘆根少許 水煎服

妊娠瘧疾

黄氏三十餘歲瘧久不已噯氣下氣胸腹膨脹食欠欲嘔
便血欠寐此肝脾鬱怒之症也

柴胡一錢 白朮炒三錢 茯苓三錢 枳殼七分炒
升麻一錢 青蒿一錢 天皮一錢 半夏製一錢
甘艸木

引加生姜片 水煎服

妊娠痢疾

胡氏三十餘歲久痢自用消導理氣之劑腹內重墜胎動

不安又用膠艾之類不應余曰腹中墜下元氣虛也胎動不安內熱盛也

製黃耆三分　白芍一二分　升麻炒七分　黃芩酒炒七分

歸身三分　白朮炒五分　柴胡炒八分　天皮分

生草分

引加生姜三片　水煎

姙娠二便不通

王氏二十餘歲痢疾愈後二便不通其家世醫自用清熱之劑余診其脈浮而大不濇此氣血虛也遂用

當歸三分　杏子分炒　桃仁　熟地五分　杏仁炒研三分

白朮 朱茯苓二錢 蒼一錢 車前三錢

甘草錢 引加蜜少許 水煎服

子淋

呂氏三十餘歲妊娠飲食後因怒惱寒熱嘔吐頭疼惡寒胸腹脹痛大便不實其面青色小便頻數時或有血服安胎止血之劑益甚余曰寒熱嘔吐而腹脹此肝木剋脾土而元氣傷也大便不實而面青色此飲食傷脾兼肝侮之也小便頻數而有血此肝熱傳胞而兼挺痿之症也

白朮土炒三錢 茯苓 朱 天皮錢 枳殼炒 朱

紫蘇梗錢半 半夏錢 台烏一錢 梔子錢炒

甘草錢

引加生薑二片 水煎服

姙娠遺尿

閆氏三十餘歲姙遺尿內熱肝脉洪數按之微弱或兩太亂

作疼脇肋作脹 余以為肝火血虛之症也

當歸錢半 茯苓二錢 龜板五錢 山藥炒三錢

白朮土炒二錢 杭芍炒錢半 萸肉三錢 澤瀉錢半

丹皮錢半 甘草錢

引加益智仁五分 水煎服

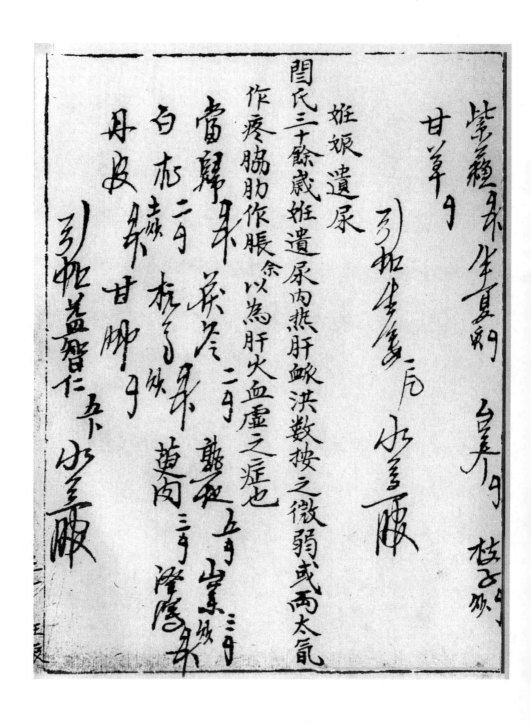

妊娠尿血

陳氏二十餘歲妊因怒尿血內熱作渴寒熱往來胸乳間作脹餘食少思肝脉弦弱此肝經血虛而內熱也

柴胡五分 當歸三錢 白术炒二錢 丹皮二錢

山梔炒一錢 杭芍炒五分 黃芩五分 生地三錢

甘草一錢

引加苔葉（菜）三錢 水煎服

妊娠腫滿

鄭氏三十餘歲每胎五月肢體倦怠飲食無味先兩足腫漸至遍身後及頭面此是脾肺氣虛症也

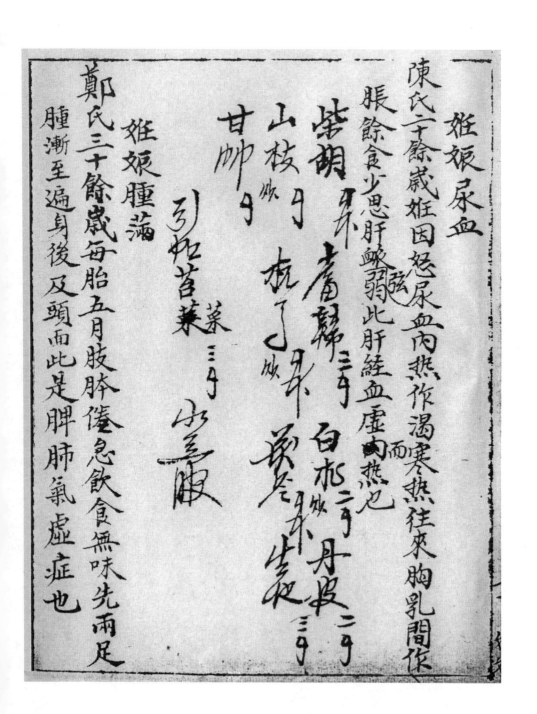

藿梗錢半　白朮三錢炒　蔻仁二錢　製著三錢
天皮錢　茯苓三錢　半夏錢半製　升麻八分炒
柴胡八分炒　甘草五分
引加冬瓜皮三錢　水煎服

胃脘疼

張氏二十餘歲有孕三月素有胃脘疼症今因氣滯停飲寒涼積痞以致胃脘衝疼嘔吐酸粘食則即吐兩脇脹滿前服安胎補劑黃耆白朮條芩等又用枳殼檳榔脹疼益甚刻下已數日矣米谷未能到口　余診此係停滯痞塞前醫自知安胎為平穩不知養虎貽患之過耳

蒼朮炒錢 半夏炙錢 木香五分 炮薑

天皮錢 茯苓錢 草叩八分 檳榔一錢

枳實炒錢 烏梅三分 甘草八分

引加蓮指八寸 水煎服

瘧疾

張氏三十餘歲妊娠數月忽得瘧疾熱多寒少或但熱不寒

口苦舌乾大便秘澁不進飲食脈六部弦數

青皮錢 厚朴姜炒錢 白朮炒二錢 草菓煨五分

茯苓二錢 半夏炙錢 黃芩錢 柴胡錢

甘草錢

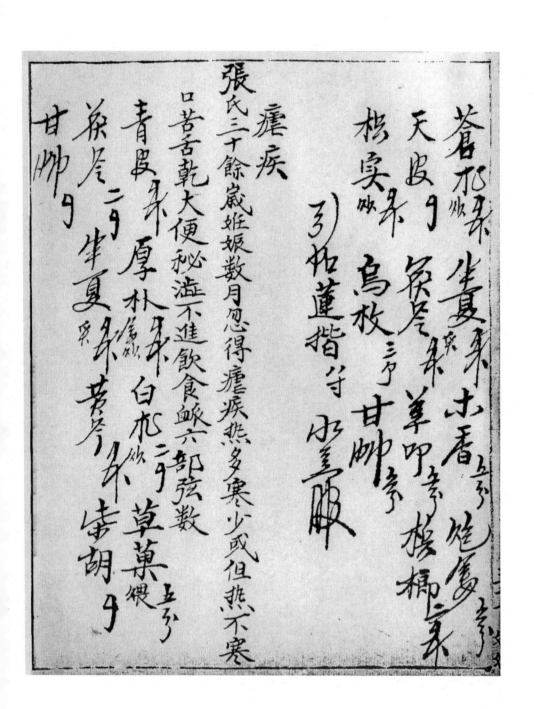

引加生姜一片 水煎服

臨產沖脹

徐氏前即衝疼心悸今日衝疼已止但腹脹坐不得臥天癸下之不斷喘悶之甚二便不利

當歸五分 蒼朮三分 冬瓜仁三分 郁李仁研三分

腹皮二分 川芎二分 茯苓三分 木香一分

枳殼麩一錢

引加生姜三片 順流水煎服

臨產天癸下

徐氏二十餘歲臨產天癸大下嘔吐酸水面唇舌皆白心悸弦運

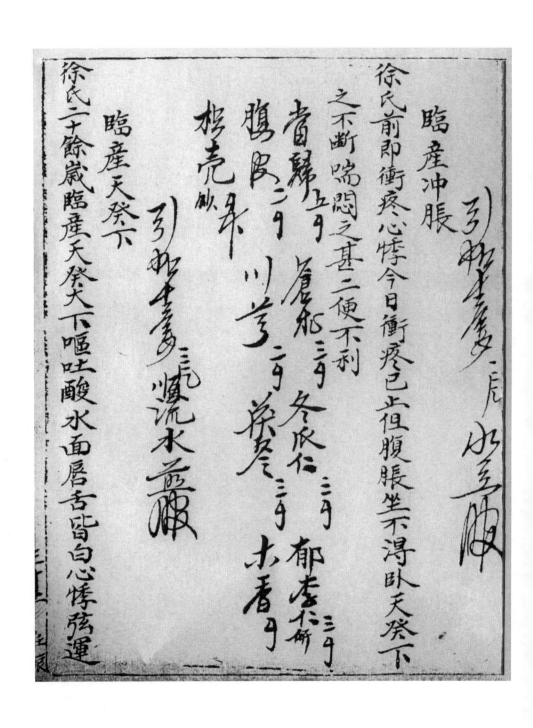

等症但腰腹不疼六脉沉微

製耆三分　台參三分　膠珠三分　半夏洗三分

歸身五分　白朮炒三分　天皮二分　麥冬三分

枳殼炒三分　炮姜一分　甘艸分

引加生姜三片　黃土攪水煎服

臨產

何氏二十餘歲妊娠身居安逸口厭甘肥憂樂不常食物不節以致胞胎肥厚根蒂堅牢故有难產之症

當歸五分　枳殼炒一錢　乳香八分　甘草五分

川芎二分　枳殼炒一錢　木香分

引加血餘炭少許 水煎服

產門不開

王氏三十五歲之女後娶姪娘常慮甚难產後果產門不開

當歸五錢 川芎三錢 龟板炙來

引加血餘炭少許 水煎服

難產

齊氏二十餘歲受孕十月腹疼累日不產催藥不效此坐草太早心懷畏懼氣結而血不行也故用

當歸五錢 腹皮來 陳皮錢 台參錢

川芎二錢　桔梗（炒）二錢　紫蘇一錢　甘草一錢

引加生薑三片　葱三寸　水盞煎

臨產衝脹

徐氏臨產天癸已見後即衝心若悸而疼胸膈脹悶刺不容

安六部沉瘀

當歸八錢　腹皮三錢　砂仁（研）三分　川芎三錢

藿梗二錢　甘草一錢

引加落花生殼四十九個　順流水盞煎

催生

林氏二十餘歲初產一二日艱難不下之症急用

猪苓二分 白术一钱(炒) 肉桂五分(研) 木通八分
澤瀉三分 茯苓二分 車前三分 枳殼二分(炒)
檳榔一钱 滑石二分 甘草一分
水煎服

産难

胡氏三十餘歲臨産腹疼過二三日不落但人事強实飲食能進此胞漿乾澁也治當

當歸三分 赤芍一钱 肉桂一分(研) 枳殼一钱(炒)
川芎一钱 生地二分 元胡二分(研) 香附三分(炙)
檳榔二分 甘草(炙)

引加益元散三錢　水煎服

难産

王氏二十餘歲臨産腹疼二三日不落人事困頓飲食少此中氣不足不能運動其氣也

台參一錢　黄芪一錢　川芎分　香附炙一錢
白朮土炒二錢　歸尾二錢　枳殼炒二錢　肉桂研分
木香分　檳榔分　甘草分
長流水煎服

墜胎

崔氏三十餘歲素氣血不足時受孕三月常墜胎小産此乃中脈受傷

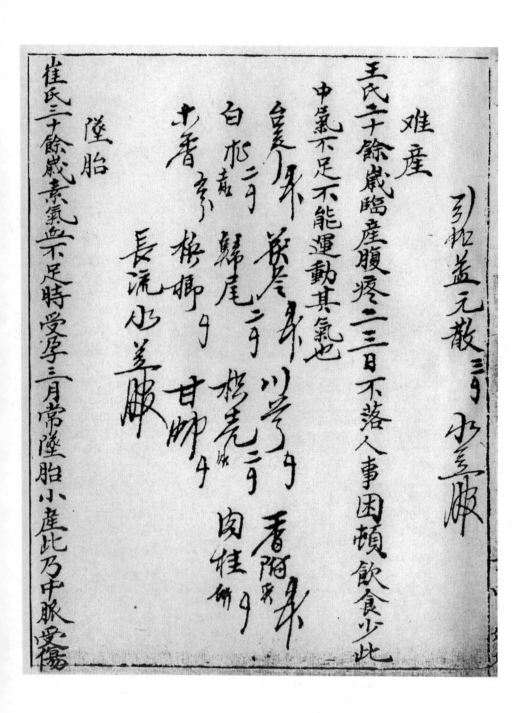

傷中衝脈即陽明經供應令傷中衝故現墜胎小產之症須當
節飲食絶慾戒怒庶幾免於此症
佳飛 米小　杜仲 炒 錢　當歸 二錢　黄芩 錢
甄夜 三錢　續斷 錢　香附 炙　陳皮 錢
膠珠 米小　艾炭 錢　川芎 錢　甘草 錢
引 杜蘇 三分 研　孫[illegible]

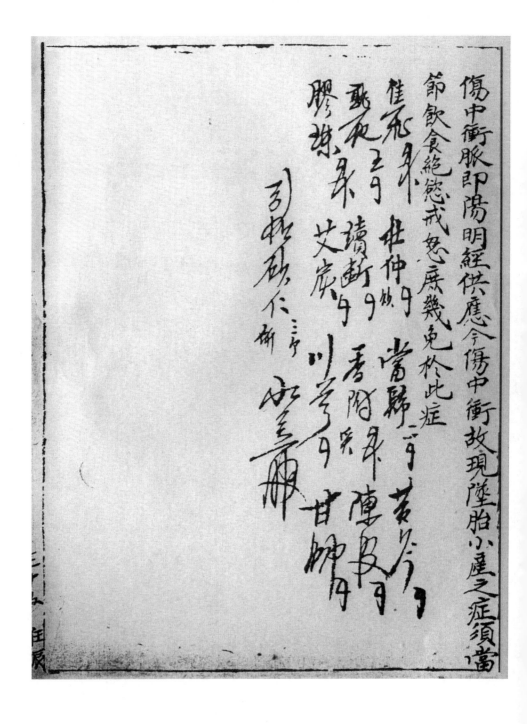

一婦三十餘歲孕五月感寒頭疼身疼憎寒夜熱腹脹胸悶右三部沉滑大

藿香二錢　腹皮三錢　歸身三錢　羌活二錢

白朮炒二錢　砂仁研五分　柴胡二錢　生姜五錢

丹皮三錢　骨皮二錢　甘草一錢

引加鮮姜三片　紫蘇

一氏三十餘歲有孕六月悶脹胃不知食即嘔酸水嘈雜兩關滑大

藿梗三錢　腹皮三錢　蒼朮炒三錢　半夏製三錢

砂仁研三分　枳殼炒三錢　茯苓三錢　炮姜末

歸身三錢　甘草一錢　川芎末

引加鮮竹三片 蓮梗尺寸 水煎服

一婦三十餘歲孕七八月咳嗽無痰口干渴面黃瘦右關脉滑數而急

小生地六分 天冬三分 炒棗仁研三分 川貝研二分

麥冬去心五分 花粉三分 知母三分 丹皮炒三分

歸身三分 甘草分

引加前胡三分 水煎服

衝任傷損

一婦二十餘歲有孕三月忽然腰疼下血腹疼六部沉離

生地炭五分 白芍生三分 艾炭分 熟地五分

歸身三分 膠珠三分 杜仲炒二分 續斷炒三分

甘草錢　引加蓮房炭二个　井水煎服

嘔酸嘈雜

一婦三十餘歲有孕二月好氣嘔酸嘈雜食少嘔吐等症

蒼朮三錢　枳殼炒三錢　半夏製三錢　木香錢

陳皮二錢　茯苓三錢　砂仁研三分　白朮三錢

甘草錢　引加蓮梗一尺二寸　水煎服

燥火

一婦三十餘歲有孕常有牙疼舌干胸脹等症口瘡服苦寒藥更甚

杭菊二錢 小艸錢半 腹皮二錢 白芍三錢

桑葉二錢 藿梗錢半 丹皮錢半 荷蒂錢半

甘艸錢

引加灯心芽 水煎服

保胎

一婦三十餘歲有孕三月前曾服小月三胎覺氣衝則遂而且好氣今遇

氣衝將遂六脉沉細

杜仲三錢炒 熟地六錢 膠珠三錢 佳龍心二錢

續斷三錢炒 萸肉二錢 白芍生三錢 台黨錢半

升麻八分炭 生地五錢炭 甘艸錢

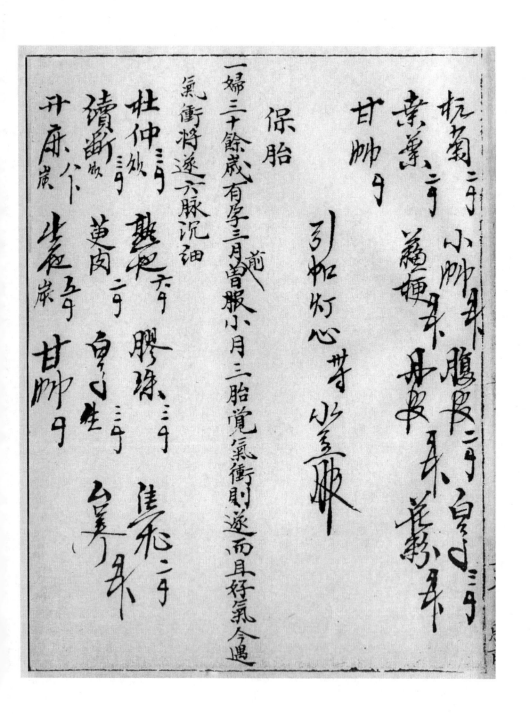

引加荷蒂三个 蓮房炭一个 此方服

第拾柒
產後

孫氏醫案

麓人孫氏醫案卷拾柒本

卷伍拾捌

婦人科下

產後

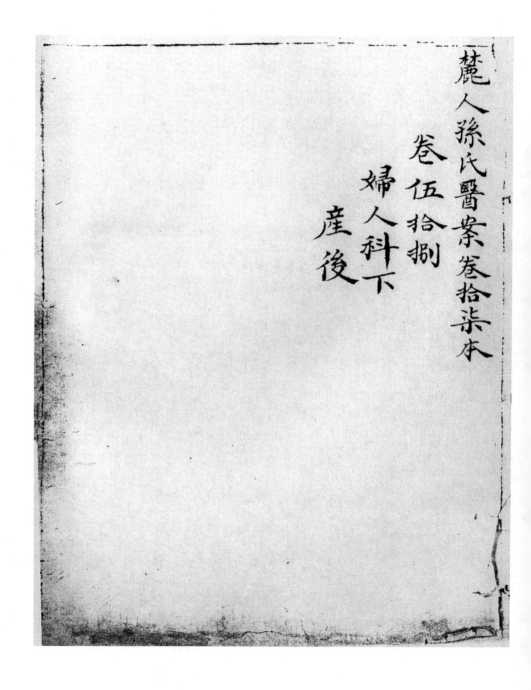

麓人孫氏醫案卷五拾捌

山左歷邑麓人孫起舜纂述
男 壽亭 懋齡
侄 慎亭 懋修 叅訂

婦人產後部 分數加減存乎其人

產後血暈

徐三十餘歲產時去血過多以致卒然昏仆不省人事口噤氣冷此氣血兩虛血暈症也脈六部沉濇

澤蘭葉一斤 芥穗炒二斤 歸身二斤 党參二斤
撫川芎二斤 炙草一斤
引加清酒一盞 小盞服外兑童便少許

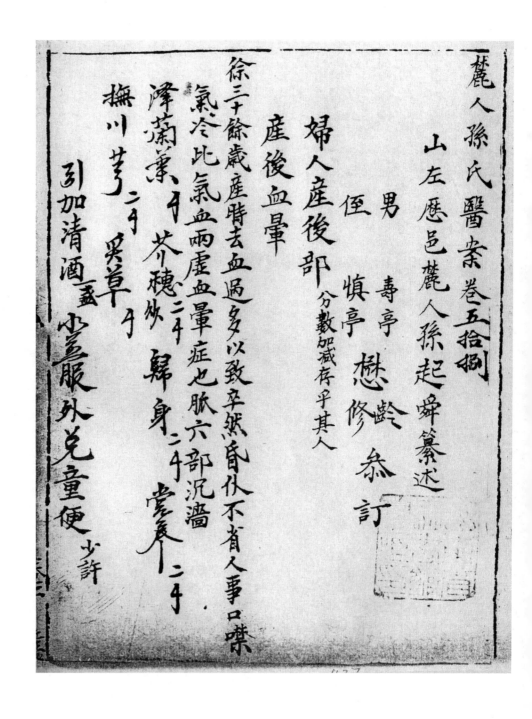

陳氏二十餘歲產時血去少惡露未盡腹中有疼而眩暈卒
倒不省人事等症脉沉遲
熟地五錢 炮姜錢 白芍三錢炒 川芎錢
當歸五錢 肉桂研錢 炒蒲黃二錢 桃仁炒研去尖
引加黑豆一百粒 清酒少許 童便少許 兑服

產後子宮脫出

任氏二十餘歲其人素產時用巾努責太過以致子宮脫出
自不能收故用此湯脉沉微而緩
製芪二錢 黨參錢 升麻炒錢 陳皮錢
歸身三錢 白朮炒錢 柴胡炒錢 甘草錢

引加生姜三片 水煎服

產後乍見鬼神

湯氏三十餘歲產時血去太多心主血血損則傷心故現恐神恍惚睡臥不安言語失度如見鬼神之症左寸沉濇

茯神 遠志炒錢 生地二錢 辰砂研錢

柏子仁研錢 當歸二錢 桂心研五分 炙草錢

引加豶猪心一个 煎湯代水煎服

廉氏三十餘歲產後心下㽱脹煩燥昏亂狂言忌語如見鬼神此敗血停積上攻于心心不受觸致成此症脉沉疾

歸尾三錢　元胡一錢　丹皮一錢　五靈脂炒三錢
川芎二錢　蒲黃一錢　桂心研七分　甘草五分
引加炮姜七分　水煎服

產後心痛

鄭氏二十餘歲產後心疼心者血之主其人虛寒内伏因產後產寒血凝下行上衝心之絡脉故心疼但以大岩蜜湯治之寒去則血脉行而經絡通心疼自止若以敗血攻之則虛極寒益甚漸傳心之正經變為真心疼矣

脉沉遲浮數

生地一錢　茯苓一錢　白芍炒一錢　炙草一錢

歸身錢 獨活錢 炮薑錢 桂心錢

引加小草錢 細辛五分 水煎服

產後腹脹滿悶嘔吐惡心

姜氏三十餘歲產後腹脹嘔逆此敗血散於脾胃脾受則不能運化津液而成腹脹胃受則不能腐化水穀而生嘔逆故現是也症

蘭葉二錢 赤芍二錢 党參二錢 茯苓錢

半夏炙二錢 陳皮二錢 炙草錢 桃仁十五粒炒研

引加煨薑一塊 水煎服

張氏二十餘歲產後傷食嘔吐腹脹等症脈沉緩

台參一錢 茯苓一錢 半夏八分炙 山查五分
白朮炒八分 陳皮八分 枳實五分 姜黃三分
引加姜三片 水煎服

產後口乾痞悶

董氏二十餘歲產後口干悶脹此由氣血大虛中氣未足食麪太早脾胃大不能消化麪毒結聚于胃上焦胸中故現此症脈沉濡

蒼朮炒一錢 川朴一錢姜汁炒 陳皮一錢 香附二錢炙
台參一錢 神曲一錢 炙草五分 枳殼八分麸炒
引加煨姜一塊 水煎服

熊氏二十餘歲產後臟氣未憑宿夾積冷故現胸腹脹
痛嘔吐惡心飲食減少此因新產血氣暴虛風冷乘之
以致寒邪內勝宿疾益加之症脈右關沉遲
茱萸炒八分　炮姜一錢　細辛三分　茯苓二錢
桂梗一錢　半夏炙一錢　當歸八分　陳皮一錢
桂心研八分　炙甘草五分
引加生姜三片　水煎服

陳氏三十餘歲因胞衣不下惡露不來肚腹脹大弸
急知鼓嘔吐黃水多時而腥臭喘急此不治之症不立方

江氏二十餘歲產後急投湯丸重虛其內肌肉消瘦精神

疲困而乾嘔此不治之症 不立方

產後咳嗽

楊氏二十餘歲產後咳嗽此因惡露上攻流入肺經致現咳嗽胸膈脹悶等症脈右寸浮緊

知母 錢　茯苓 錢　杏仁 炒研 錢　甘草 三分

淅貝 去心研 錢半　台參 一錢　桃仁 炒研 二錢　陳皮 錢半

水盅食後溫服

劉氏三十餘歲產後傷肺咳嗽肺主氣氣為衛所以充皮毛密腠理產後氣虛則衛虛皮毛不充腠理不密風寒襲之先入於肺故現咳嗽發熱惡寒鼻塞

聲重噴嚏鼻流清涕等症

旋覆花錢 前胡錢 荊芥穗錢 五味十一粒

赤苓錢 半夏炙八分 茯苓錢 麻黃炙五分

杏仁炒研錢 甘草五分

引加生薑三片 棗二個 水煎服

產後喉中氣急喘促

王二十餘歲產後喘急血者榮也衛者氣也內水流通榮衛相隨產時血下過多榮血暴竭衛氣無主獨聚肺中故令喘也此名孤陽絕陰最為難治之症

附片炙五錢 丹皮錢 干漆渣炒錢 大黃錢

共爲細末醋糊爲丸如梧桐子大每服五十丸黃酒送下

曾二十餘歲產後血入於脯面赤發嗽欲死之症

党參一兩 隨時加減 蘇木二兩

水煎服

產後腰疼

龐氏二十餘歲產後腰疼女子之腎胞脈所係產後下血過多則胞脈虛脈虛則腎虛腎主腰故現腰疼之症

熟地五錢 杜仲炒二錢 桂心研五分 香附炙五分

歸身二錢 獨活錢 續斷炒錢 甘草三分

引加生薑三片 棗二枚 水煎服

胡氏三十餘歲産後腰疼脹痛如刺時作時止手不可
近此乃敗血流入腎經帶脈阻塞之症治宜舒氣破瘀
瘀滯爲要

歸身錢　茴香炒錢　元胡炒研錢　桂心研錢
川芎錢　故紙炒錢　牛夕錢　丹皮錢
木香南五分　乳香炒五分　沒藥炒五分
引加生薑三片　大棗二個　水煎服

産後遍身疼痛

陳氏三十餘歲産後遍身疼痛此産時骨節開張血脈
流散遇氣衰弱則經絡肉分之間血多凝滯骨節

不利筋脉不舒故腰背不能轉運手足不能屈伸而
皆疼痛之症
當歸兩　白朮土炒兩　黄芪兩　炙草錢
桂心研錢　牛夕錢　獨活錢　薤白五分
引加生薑三片　水煎服

傅氏二十餘歲產後氣虚久雖語連動用力遂致頭目
昏眩四肢疼痛寒熱如瘧自汗名曰蓐勞之症脉沉
濡
茯苓錢　川芎錢　白芍酒炒錢　人參錢
歸身兩　桂心錢　炙芪二錢　熟地五錢

另加猪腰子一個去脂膜切片 生薑三片 棗二个 水煎服

予
挾蓐勞之症因臨產之時生理不順憂恐思慮內傷其神展轉傾倒外傷其形內外俱傷形神皆瘁茲因新產之時氣血未復飲食未充起居無度語言不上調攝失宜情慾失禁外感風寒內傷飲食漸成羸瘦百病併萌非良工妙劑未有不成癆瘵症也治宜補氣養血庶可愈矣

炙耆蓍二錢 白參一錢 茯苓一錢 川芎一錢

歸身二錢 白朮炒一錢 白芍炒一錢 熟地五錢

肉桂研一錢 甘草一錢

引加生姜三片 水煎服

產後腹疼

魏氏三十餘歲產後腹疼得人按摩略止熱物熨之亦即止此血虛外受風冷之氣內傷寒冷之物故現是症

歸身三錢 白芍炒二錢 桂心研二錢 炙草二錢

引加生姜五片 大棗三枚 水煎服

吳氏二十餘歲產後小腹疼在臍下胞胎所係之處此血之所聚也產後血去不盡即成疼症其症無時刺疼疼則有形須臾疼止又不見形六脈沉急

熟地五錢 蒲黃炒錢 桂心研錢 甘草錢

當歸三錢 干姜錢半 赤芍三錢 灵脂炙三錢

引加黑豆一百粒炒 清酒半盞 水煎服外沖童便少許

許氏二十餘歲小腹疼因產時寒邪客于子門入於小腹又坐臥不謹使風冷之氣乘虛而入此寒疝也但不脹脉沉遲

川楝子研錢半 補骨脂錢 桂心錢 甘草五分

小茴香研錢半 南木香五分 炮姜五分 橘核炒研二錢

引加生姜三片 水煎服

產後兒枕疼

夏氏二十餘歲腹中有塊上下時動疼不可忍此由產

前聚血產後氣後氣虛惡露未盡新血與故血相搏而疼俗謂之兒枕疼即血瘕之數也

歸尾錢　靈脂三錢　赤芍七分　紅花五分

元胡錢　蒲黃錢　桂心研七分　甘草五分

引加清酒一盞　童便兑少許　水煎服

產後頭痛

沈氏二十餘歲產後忽然頭疼蓋人身之中氣為陽血為陰陰陽和暢斯無病產後出血過多陰血已虧陽氣失守頭者諸陽之會上湊於頭故為頭疼之症但補其陰血則陽氣得從而頭疼自止

川芎五分　當歸五分

引加葱五根　生薑五片　水煎服

産後發熱

焦氏二十餘歲産後發熱心胷煩悶呼吸氣短頭疼悶亂日晡爲甚此血虚則陰虚陰虚生内熱故現等症 滿

當歸二分　熟地五分　白芍酒炒　炮薑五分

歸身三分　肉桂分　麥冬去心　甘草五分

引加生薑三片　棗二枚　竹葉十片　粳米一把　水煎服

産後憎寒壯熱

杜氏三十餘歲産後憎寒壯熱此敗血留滯則經脉皆閉

榮衛不通㑹於榮則血甚而寒㑹於衛則陽甚而熱榮
衛俱㑹則寒熱交作榮衛氣行則即解矣
紅花錢 蒲黄錢 生地三錢 白芍炒二錢
歸尾錢 丹皮二錢 骨皮二錢 甘草五分
引加和山藥錢焙干 生姜三片 棗二枚 水煎服
江氏二十餘歲產後氣血虧損陰陽俱虛陰虛則陽勝而熱
而陽虛則陰勝而寒陰陽俱虛故現乍寒乍熱之症
歸身錢 白芍炒錢 黨參錢 陳皮八分
川芎錢 炮姜錢 炙草五分 龍眼三錢
引加生姜三片 大棗三個 水煎服

産後瘧疾

宋氏二十餘歲産後氣血俱虛榮衛不固脾胃未復外感風寒内傷飲食故現瘧疾之症

柴胡錢 人參一錢 半夏炙[illegible]分 歸身錢

川芎錢 肉桂六分研 炙草五分

引加生薑三片 棗三個 水煎服

産後渴

朴氏三十餘歲胃者水穀之海津液之府也産後去血過多津液内耗胃氣暴虛頓生内熱故現口燥咽乾而渴之症

人參二錢 生地二錢 竹葉十片 葛根五分

麥冬三錢 花粉二錢 貝母二錢 知母錢

引加生姜三片 棗三個 水煎服

產後汗出不止

王氏二十餘歲血為榮行乎脈中氣為衛行乎脈外相須為守者也產後去血過多榮血不足衛氣失守不能斂皮毛固腠理故現汗洩不止之症六脈沉濡

歸身錢 麻黃根 牡力二錢 五味子十一粒

黃芪錢 黨參錢 甘草錢 烏梅二個

引加浮小麥一把 水煎服

產後中風

席氏三十餘歲產後正氣暴虛百節俱張風邪易入調理失宜風即中之故現不行省人事口目蠕動手足攣曲身如角弓等症

羌活二錢　當歸二錢　杭芎炒二錢　黃耆二錢

防風二錢　川芎二錢　肉桂研錢　天麻末

秦艽二錢

引加生薑三片　大棗二個　水煎服

曾氏二十餘歲忽然神昏氣少汗出膚冷眩暈卒倒手足瘈瘲此肝虛生風風自內生者也經曰諸風振掉皆屬肝木為血海胞又主也產後去血過多肝氣暴虛內

則不能養神外則不能養筋故現此症左關沉濇
歸身二錢　党參一錢　肉桂研錢　炙草錢
炙芪錢　白芍炒二錢　附片五分　熟地五錢
引加生姜三片　大棗三枚　水煎服

產後傷寒

路氏三十餘歲產後氣血俱虛榮衛失守起居失節調理失宜傷於風則衛受之傷於寒則榮受之故成傷寒症也

党參一錢　川芎八分　羌活錢　炙草草錢
歸身錢　杭芍炒錢　柴胡八分　紫蘇六分

引生姜三片　葱白三寸　水煎服

產後尿血

車氏二十餘歲便血尿時澁疼此内熱症也脉左寸洪大

大小薊錢　赤芍錢　蒲黄錢　竹葉錢

炒生地二錢　木通錢　滑石二錢　草稍錢

當歸尾錢　黄芩二錢

引加燈心少許　水煎服

產後小便數

賈氏二十餘歲產後氣血虛脱溝瀆決裂潴蓄不固水泉

不止故現小便數而遺也脉六部沉濇

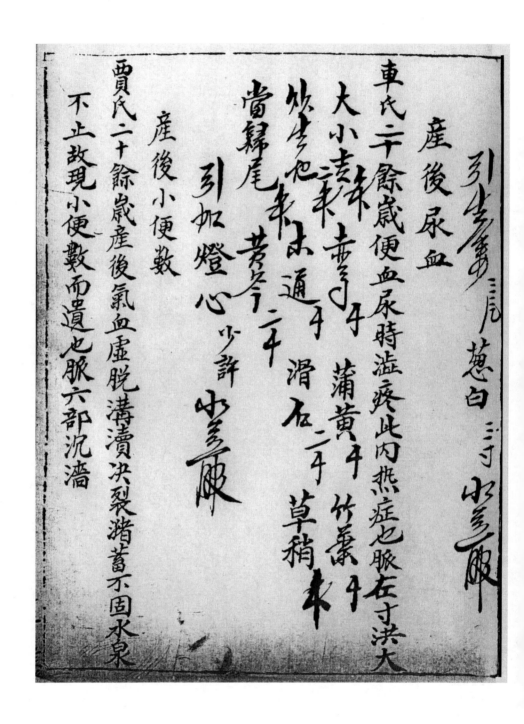

黃耆錢　桑螵蛸八分　龍骨錢　升麻三分
當歸一錢　益智仁炒錢　杜仲錢　甘草半
引加生薑三片　棗二分　水煎服

童氏三十餘歲產時穩婆用手誤損胞破以致小便不禁之症
當歸二錢　桃仁錢　黃芩錢　甘草半
白朮炒二半　陳皮半　黃耆錢　益智半
引加豬胞一分　益湯代水煎服

產後咳逆
針氏三十餘歲咳逆此氣從胃中出上沖噴門吃成

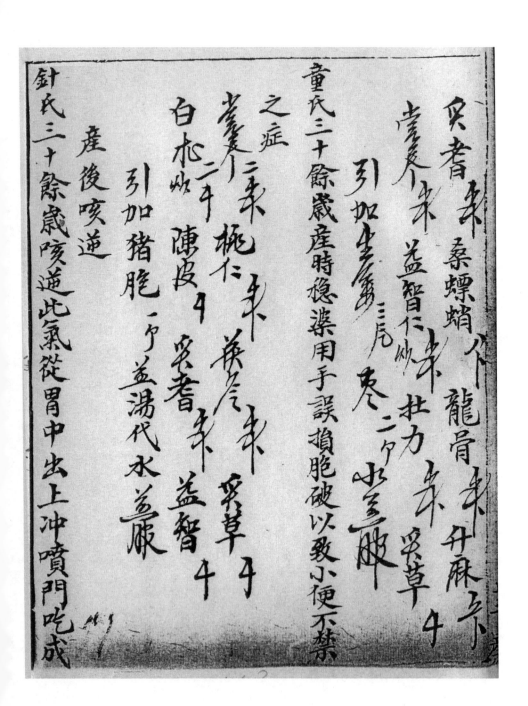

而作聲也乃胃虛氣寒症也脉右関沉緩而滯

党參錢　炮姜錢　丁香五分(研)　炙草錢

白朮(炒)錢　陳皮錢　柿蒂十個　香附(炙)錢

水煎服

產後浮腫

蔡氏三十餘歲新產之後敗血不盡乘虛流入經絡與氣相雜凝滯不行腐化為水故令四肢浮腫乍寒乍熱之症脉六部浮緩

歸身錢　丹皮錢　赤苓錢　細辛五分

赤芍錢　桂心錢　陳皮錢　炮姜五分

炙草 4　引加生姜 三片 水盅服

管氏三十餘歲虛弱腠理不密調理失宜外受風寒氣血虛浮四肢作腫之症脉浮緊

桑皮 錢　姜皮 錢　腹皮 錢　只殼 炒 錢

陳皮 錢　茯苓皮 錢　防己 錢　猪苓 4

炙草 4　引加生姜 三片 水盅服

產後惡露不止

牛氏三十餘歲產後衝任傷損氣血虛偹心舊血未盡新血未欽

相并而下日久不止之症治宜大補氣血為主六脉沉濇
黑耆二錢　黨參一錢　熟地五錢　杭芍炒錢
歸身錢　白朮炒錢　川芎錢　肉桂錢
茯苓錢　甘草錢
引加生姜三片　小茴一[illegible]

產後惡露不止下

卞氏三四十歲素脾胃虛弱中氣不足以致產後敗血亦未
能盡下故現小腹乍痛乍止之症
黨參一錢　白朮炒錢　茯苓錢　歸身錢
熟地錢　赤芍　川芎錢　香附炙錢

元胡研末 炙草錢

引加生姜三片 棗二个 水煎服

產後眼見黑花昏眩

甯氏二十餘歲產後惡露未盡敗血流入肝開竅於目故眼見黑花諸風掉振皆屬肝木始為為昏眩之症

蘭葉錢 當歸 荆芥穗炒二錢 川芎二錢

丹皮錢 歸身二錢 炙草錢 炮姜五分

引加生姜 黄酒少許 童便兑少許 水煎服

產後脇疼

甘氏二十餘歲產後敗血流入肝經厥陰之脉循行脇肋

故現脇疼手不可近之症左關脉緊
歸尾二錢 青皮二錢 香附三錢炙 桃仁二錢炒研
川芎二錢 枳殼炒二錢 紅花二錢 玉金研兩
引加黄酒一盞 童便少許 水煎服
王氏三十餘歲產後脇下疼喜人按其氣闪動骨狀若奔
豚此去血過多損傷肝經症也左寸關脉沉微
歸身兩 熟地五錢 陳皮錢 甘草錢
白芍炒錢 党參一兩 肉桂研錢 香附炙錢
引加生薑三片 大棗二個 水煎服
產後不語

張氏三十餘歲產後虛弱敗血停積溷於心竅神志不能明明故多昏瞶心氣通於舌心氣溷則舌強不語之症左寸脈浮疾

黨參一錢 生地一錢 細辛五分 甘草五分
菖蒲一錢 川芎一錢 防風五分 桃仁一錢去尖炒研
引加辰砂末一錢沖 水煎服

韋氏二十餘歲產後語言不清含糊蹇澁蓋心主血血去太多心血虛弱舌乃心之苗其血不能上榮於舌萎縮卷短故語言不出之症也左寸沉細

黨參二錢 歸身一錢 菖蒲一錢 炙草一錢

麦冬钱 生地钱 五味子十三粒 遠志钱

引加猪心一个 煎湯代水煎服

產後暴崩

馬氏三十餘歲產後衝任已傷氣血未復心次忩情慾勞

動胞脉故現暴崩之症脉六部浮芤而沉濇

歸身三钱 白芍炒二钱 阿膠珠二钱 炙耆分

川芎二钱 熟地五钱 艾炭分 炙艸钱

黨參分

引加煨薑一塊 水煎服

產後瘕塊

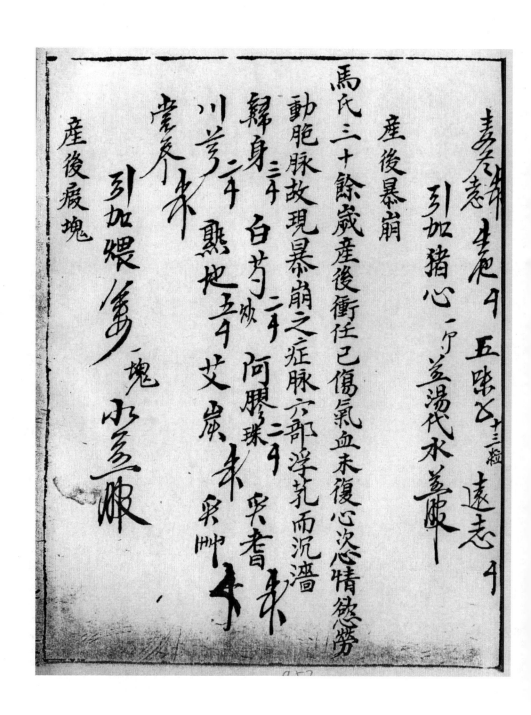

岳氏三十餘歲產後惡露不盡而耳畏藥雖有痛苦強忍不言主人與醫堅執產後虛補之說不可輕去血之藥以致敗血停留久而不散結聚成塊依附子宮防碍月水阻絕嗣息夭其天年後日之患也

鼈甲三錢　茱萸錢　歸身二錢　三稜錢

故紙錢　香附一錢炒　丹皮錢五分　川芎錢

莪朮錢　木香錢　別甲炒錢　桃仁炒錢

柴胡錢五分　元胡錢

共為末蜜為丸如梧桐子大每服五十丸開水送下

產後玉戶不斂

屋氏三十餘歲初産身體纖柔胞户窄小手出不快乃至拗
裂浸淫潰爛日久不斂之症六脉沉微
炙耆錢 人參一錢 茯苓分 川芎分
歸身錢半 白朮錢半炒 白芍錢半炒 熟地五分
肉桂研五分 炙草三分
引加生薑三片 大棗一个 水煎服

產後乳汁不通

苗氏十八九歲初產乳汁不通此乃年紉則乳方長乳脉
未行故有乳汁不行之症
歸身五分 赤芍分 麥冬志二分 人參錢

川芎錢 生薑三錢 桔梗八分 白芷八分

甘草錢 山甲五分炙

引加猪蹄一對 煎湯水煎服

産後霍亂吐瀉

章氏三十餘歲産後血虚氣損脾胃亦虚風冷易乘飲食易傷少失調理即現霍亂心腹絞疼手足逆嘔吐瀉並作之症

人參八分 干薑錢 藿香八分 炙草錢

白朮三錢炒 陳皮八分 半夏八分炙 茯苓八分

引加生薑三分 水煎服

産後泄瀉

湿氏二十餘歲產後調理失宜外傷風寒內傷生冷以致腹中疼痛泄瀉不止之症脈右関沉遲

黨參錢 焦朮二錢 肉叩二分煨 茯苓二錢

炮姜錢 肉桂錢 甘草錢 車前二錢布包

引加生姜三分水煎服

產後痢疾論

湿多成泄暴注下迫皆屬於熱赤白痢者乃湿熱所爲也故赤者屬熱自小腸而來白者屬湿從大腸而來俗之赤爲熱白者寒非也無積不成痢蓋由產毋平日不肯忌口傷于飲食停滯於中以致中氣虛損不能調理宿積發動而爲

痢也亦有因子下之時謂腹中空虛多食雞蛋與雞之例以補虛殊不知食飲自倍脾胃乃傷脾胃傷遂致難以尅化停滯而成痢也務宜詳審酙酌以施治法庶不誤人矣

莫氏二十餘歲產後飲食過傷以致腹中脹疼裏急窘迫身熱口渴脈六部數實

枳实炒三钱 川军酒炒二钱 木香钱 萊服子炒研三钱

川朴二钱 梹榔钱 甘草钱 焦山查三钱

引加生姜三片 水煎服

柏氏二十餘歲素無食積產後忽然下痢赤白腹痛窘

迫脈六部沉數

歸身錢 人參錢 木香五分 續斷錢

白芍炒二錢 茯苓錢 枳殼炒八分 陳皮錢

烏梅一個 甘草五分

引加生薑三片 水煎服

秦氏三十餘歲產後痢久不止此氣虛血少腸滑不禁之症

人參錢 白朮錢 茯苓錢 甘草五分

白芍炒錢 烏梅三個 米殼炒八分 故紙錢

水煎服

產後大便閉澁不通

賈氏二十餘歲產後大便閉澀蓋人身之中腐化糟粕運行腸胃者氣也滋養津液溉溝瀆者血也產後氣虛而不運故糟粕壅滯而不行血虛而不潤故溝瀆乾澀而流大便不通乃虛秘也

蓯蓉五錢　生地三錢　麻仁炒三錢　檳榔五錢

歸身錢　枳殼炒錢　桃仁炒研三錢　甘草五錢

引蜜少許　水煎服

產後小便不通

周氏二十餘歲產後小便閉經云膀胱者州都之官津液藏焉氣化則能出矣產後氣虛不能運化流通津液

故小便不通而亦短少也

黨參一錢　茯苓二錢　桂心五分研　車前三錢

白朮炒錢半　麥冬一錢　炙草一錢　澤瀉錢半

引加生薑三片　水煎服

湯氏三十餘歲產後惡露不來敗血停滯閉塞水潰小便不通小腹脹滿刺疼乍寒乍熱煩悶不安等症脈沉急

豬苓錢半　白朮蒸錢半　桂心研一錢　紅花二錢

澤瀉錢半　茯苓錢半　桃仁炒研二錢　甘草一錢

水煎服

產後淋

馮氏二十餘歲産後血去陰虛生内熱症也蓋腎為至陰主行水道去血過多真陰虧損一水不足二火更甚故生内熱以致小便成淋而澁疼也天脈洪大

生地三錢　木通錢半　知母炒錢　桂心五分

赤苓錢半　麥冬去心錢　黄柏炒錢　草梢八分

引加益元散二錢　灯心少許　水煎服

産後干咳

鄭氏三十餘歲咳嗽無痰産後三日未止外形不虛腹疼脈六部沉濇

當歸二錢　桃仁去尖研二錢　生地六錢　天冬去心三錢

川芎一錢 麥冬三錢 花粉三錢 陳皮炙三錢

丹皮錢 益母草三錢 甘草錢

引加生薑三片 水煎服

張氏三十餘歲咳嗽無痰產後惡露未盡日晡憎寒壯熱腹疼無汗不渴二便如常脈兩關沉數

當歸五錢 桃仁炒研三錢 炮薑七分 陳皮炙三錢

川芎二錢 紅花二錢 浙貝二錢 杏仁炒研二錢

丹皮三錢 柴胡二錢 骨皮三錢 甘草錢

引加生薑三片 黃酒少許 水煎服

產後瀉

柳氏三十餘歲產後三日泄瀉後兼後重便即腹疼似痢非

痢以瀉非瀉脉六部沉大

當歸五錢 桃仁炒研三錢 炮薑末 茯苓三錢

川芎二錢 紅花二錢 枳殼三錢 澤瀉三錢

木香錢 萊服子炒研三錢 甘草錢

引加生薑三片 水羅卜五片 水煎服

產後憎寒

王氏二十餘歲產後憎寒壯熱前亦有此症日現極甚

兼以腹疼惡露六日已止六脉沉濡

黨參二錢 白芍炒三錢 桃仁炒研三錢 丹皮三錢

當歸五分 川芎二分 旋覆花五分 柴胡地
骨皮三分 枳殼二分 甘草分
引加生姜二片 水煎服

產後腰疼喘

王氏二十餘歲 產後三日 胷悶食少 卧則作喘 腰疼 乳少 脈
六部沉數
當歸六分 桃仁炒研二分 旋覆花八分 陳皮二分
川芎二分 紅花二分 蒼朮炒二分 枳殼炒三分
茯苓三分 杏仁炒研二分 甘草分
引加甜蝦米三分 王不留二分 水煎服

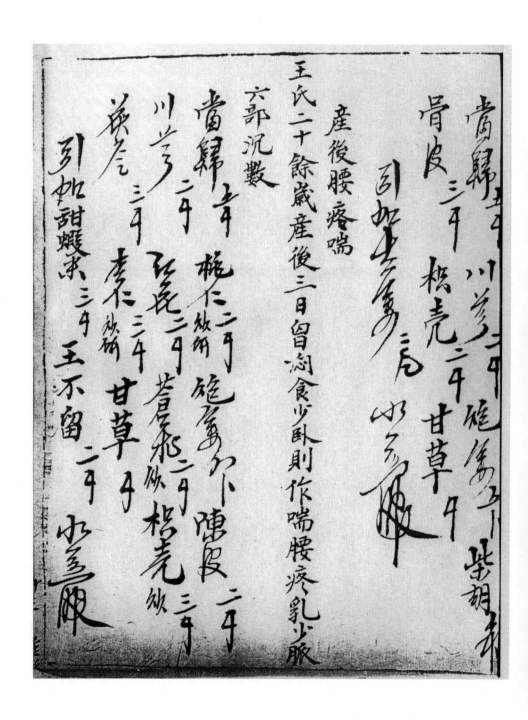

小產後腹疼

楊氏三十餘歲小產後小腹墜疼覺涼之症

當歸六錢 桃仁三錢炒研 益母草三錢 元胡三錢研

川芎二錢 紅花二錢 炮干薑八分 甘草錢

引加生薑三片 黃酒少許 水三碗

產後腹疼寒熱

周氏二十餘歲產後腹疼不止加以腰疼悶塞不食不時憎寒壯

熱素日少健六脉沉緊

大橘紅錢 當歸六錢 桃仁三錢炒研 枳殼炒錢

茯神二錢 川芎錢 紅花二錢 山查錢

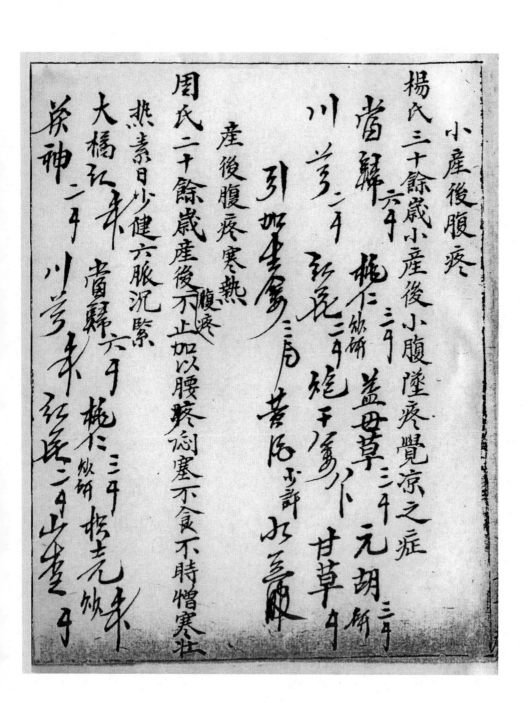

炮姜五分　甘草分

引加生姜二片　水煎服

產後胃脘疼

郭氏二十餘歲產是一女即不順心加以家事不和思慮
氣滯以致產後三朝即自小腹上衝胃口作疼危險之
甚六脉沉緩

歸尾五分　桃仁泥研三分　香附炙三分　炮姜末

川芎二分　紅花二分　灵脂炙八分　枳實炒三分

檳榔五分　甘草分　元胡研二分

引加黑豆醋炒一百粒　紅糖少許沖　水煎服

、產後感寒

王氏三十餘歲產後三日偶感風寒即戰慄過又身熱譫語感寒時天癸即止肚腹作疼口渴之症脉六部浮濇

當歸五錢　桃仁（炒研）三錢　益母草三錢　元胡（炒）三錢

川芎二錢　紅花二錢　荊芥炭三錢　赤脂（煅）五錢

甘草錢

引加益元散五錢　水煎服

產後頭疼

李氏三十餘歲產後月餘頭疼日晡憎寒之症六脉浮濇

當歸六錢　藁本二錢　柴胡錢　萸肉二錢

川芎六分 細辛五分 熟地六分 荆芥子三分炒研
甘草分 引加生姜三片 水煎服

產後帶

陶氏二十餘歲產後五日天癸已止白帶水下多惡以頭疼腹疼
寒熱身有汗脈浮緊

當歸五分 桃仁三分炒研 益母草三分 藁本錢
川芎錢 紅花二分 炮干姜五分 荆子二分炒研
甘草分
引加生姜三片 紅糖少許 水煎服

產後寒熱

賈氏二十餘歲産後數日倏而戰寒發熱食少神倦左半偏頭疼之症六脉沉濇

當歸六分 益母草三分 丹皮三分 柴胡二分

川芎二分 炮干姜八分 骨皮三分 鹿角三分

藁本 福建曲二分 甘草分

引加生姜三片 棗二枚 水煎服

產後胃脘疼

方氏三十餘歲産後五日偶而胃脘作疼嘔吐吞醋酸天癸仍見憎寒壯熱右脉沉緩

當歸五錢 蒼朮炒三錢 枳實炒三錢 茯苓三錢
川芎二錢 陳皮二錢 檳榔四錢 半夏製三錢
木香一錢 草叩一錢 縮砂末 甘草一錢
引加益母草三錢 水煎服

產後咳嗽

金氏二十餘歲產後咳嗽無痰口乾等症脉右寸浮數

生地五錢 天冬二錢 浙貝研去心二錢 前胡二錢
麥冬去心三錢 雙皮炙三錢 陳皮一錢 蘇梗二錢
甘草一錢
引加蘆根少許 水煎服

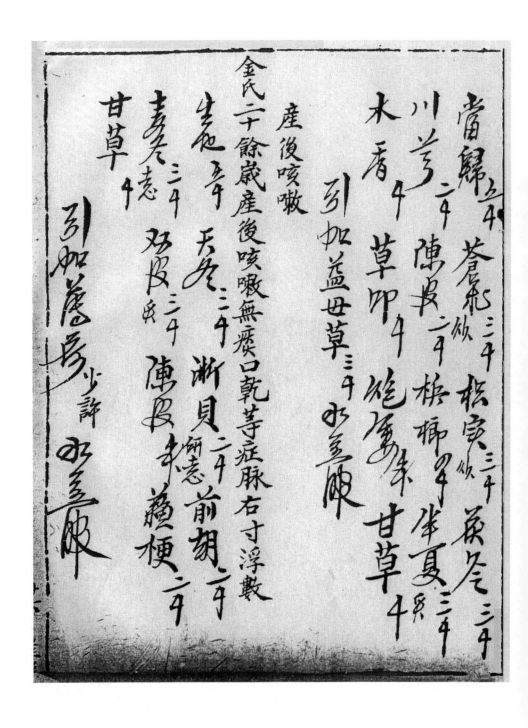

產後瀉

趙氏二十餘歲產後泄瀉腹疼飲食不甜頭疼脉沉緩

當歸炒五錢 白朮炒二錢 澤瀉三錢 藁本一錢

川芎二錢 茯苓三錢 猪苓二錢 益母草三錢

甘草一錢

引加生姜三片 水煎服

、產後寒熱

馬氏二十餘歲產後寒熱加以腹疼便溏之症

當歸五錢 益母草三錢 澤瀉二錢 續斷五錢

川芎二錢 茯苓三錢 紅花一錢 柴胡一錢

甘草 斗

引加 紅糖 少許 水煎服

產後寒热

王氏三十餘歲頭暈身热不食此素虛分娩傷血症也血為一身之陰婦女之主宰心主血脾統血肝為血海今傷血而失于灌溉之序故現等症脈六部沉雞

当归 五斗 益母草 三斗 紅花 二斗 川芎 二斗

炮姜 五卜 荆芥炭 二斗 桃仁 炒研 三斗 甘草 斗

引加 生姜 三片 紅糖 少許 水煎服

產後蓐勞

湛氏三十餘歲產後發熱醫以發散疎表自言傷鷄子醫又以消尅後加咳嗽壯熱醫更以清肺時下咳嗽憎寒壯熱自汗形脫之象

當歸 五分　黨參 三分　黄芪 三分　骨皮 三分
白芍 三分 炒　焦朮 三分　丹皮 三分　炮姜 五分
甘草 四分
引加壯力粉 二分 沖服

徐氏二十餘歲產後蓐勞發熱咳嗽作喘自汗形脫肉敗之象

當歸 丹皮 三分　黨參 三分　五味 十粒　山藥 六分 炒
棗仁 二分 炒研　麥冬 二分 去心　熟地 八分　茯神 三分

萊菔子三钱　牡力粉煅　甘草钱

引加橘并一角　水蘆根

產後帯

朱氏三十餘歲產後素日虛弱胎前泄瀉產後數日白帯食

少体倦等症脈六部沉微而濇

當歸六钱　益母草三钱　山萸炒八钱　扁豆炒研三钱

川芎二钱　白蒄米四钱　蓮肉慧研三钱　炮姜五分

甘草钱

引加橘并一角　鮮山查三钱　水蘆根

劉氏三十餘歲受孕四月即泄瀉至產後方止但產後五日惡露已止

惟白帶清水甚多至二十餘日不止周身無精神倦怠食少
心悸多夢下墜而大便後重不寐昏迷噯氣咳嗽耳鳴頭
暈脉六脉沉雜而歡
製耆三錢　黨參三錢　麥冬二錢　升麻炒五分
歸身三錢　白术炒三錢　茯神三錢　柴胡炒六分
山萸炒丹　首烏炙五錢　甘草錢
引加薏仁米炒丹　姜湯代水姜[illegible]
張氏三十餘歲受孕後則有白帶至產後數日惡露已止即
白帶稠粘甚多至二十餘日則腹中墜疼咳嗽食少倦怠
無精神頭暈目眩等症

黨參一錢　白朮二錢炒　茯苓三錢　歸身二錢
熟地丹　川芎二錢　山藥炒丹　白芍三錢炒
香附三錢　元胡炒研二錢　炮姜八分　甘草一錢炒
引加生姜二片　水煎服

產後惛寒發熱

張氏四十餘歲產後四日過氣早起感寒以致惛寒發熱身疼
當歸六錢　益母草三錢　紅花二錢　芥穗炭三錢
川芎二錢　桃仁二錢炒研　炮姜六分　羌活一錢
甘草一錢
引加生姜二片　水煎服

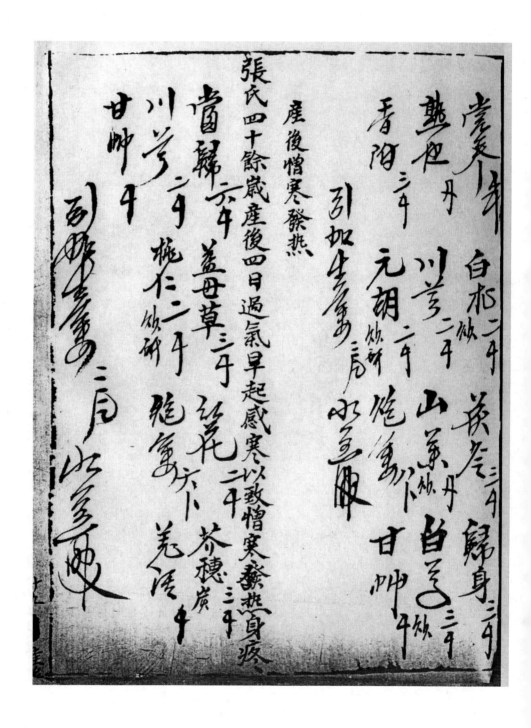

半產後虛

劉氏三十餘歲五月半產以致血分不調神倦白帶食少面目見寒

即畏息微六脈沉細而軟

炙耆三錢 茯神三錢 黨參三錢 山藥炒五錢

歸身三錢 焦朮三錢 棗仁炒研二錢 扁豆炒研三錢

陳皮米 甘草錢

引加煨薑一塊 大棗三个 水煎服

、產後胃脘疼

郭氏二十餘歲產後氣不順暢以致不時輪上即疼之症

當歸五錢 香附炙三錢 桃仁炒研三錢 枳實炒三錢

白芍三錢炒　靈脂丹　紅花二錢　檳榔五錢
木香錢　甘艸錢
引加黑豆一百粒醋炒　水煎服

產後咳

曾氏二十餘歲產後咳嗽加以口乾舌爛若無皮脈右寸滑大無倫

生地五錢　花粉三錢　杏仁二錢炒研　當歸五錢
麦冬去心三錢　川貝錢去心研　天冬去心三錢　川芎二錢
木通細錢　甘草五分
引加生姜三片　水煎服

產後咳腫

張氏三十餘歲産後咳嗽迄今月餘更喘急干咳不得臥鼻面腫小便短少等症

生地五分　知母三分　麥冬炒研三分　茯苓三分

花粉三分　蔞皮三分　枳殼炒三分　澤瀉三分

猪苓二分

引、加冬瓜皮三分　藕汁少許冲　[illegible]

産後腹疼

李氏二十餘歲産後小腹作疼惡露未盡之症脉沉急

歸尾七分　桃仁炒研三分　益母草三分　香附三分

川芎二分　紅花二分　炮姜五卜　元胡研三分

棗脂 五分 甘艸 分

引加生姜二片 蓮心少許 紅糖少許 冲 水煎服

產後大便燥

李氏二十餘歲產後大便干燥欲便而不得六脉沉數

全當歸 两 桃仁炒研 二分 枳實炒 二分 甘草 分

郁李仁研 五分 寸云 二分 香附炒 二分

引加蜜少許 冲 水煎服

產後小便不通

孫氏二十餘歲產後小便不利如結之象脈沉濡

瞿麦 三分 茯苓 三分 猪苓 二分 海金沙 二分

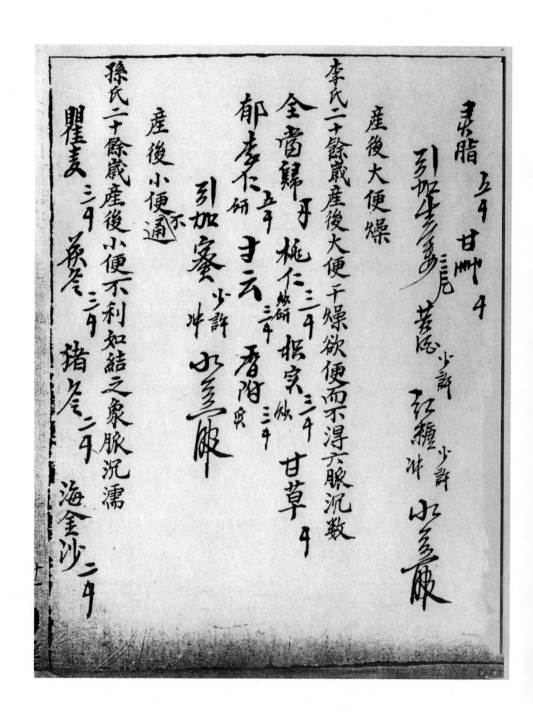

扁蓄三錢 澤瀉三錢 車前八分 炙首烏五錢

生地五錢 木通二錢

引加琥珀沖三下 水煎服

張氏二十餘歲產後小便頻數小腹脹疼如有一塊孔疼所覺

紅後白之症

瞿麥五錢 焦梔三錢 澤瀉三錢 車前廾

扁蓄三錢 茯苓三錢 猪苓三錢 生地五錢

首烏炙五錢 香附炙三錢 木通二錢

引加鮮紅柳根五錢 琥珀末沖四下 水煎服

胎衣不出

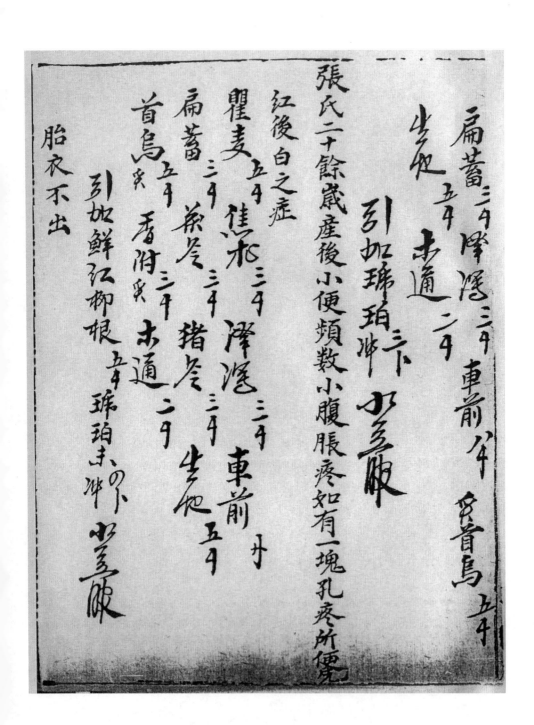

孟氏三十餘歲產後胞衣不出腹作痛稍緩此氣血虛而不能送出也

當歸五錢 枳殼炒錢 乳香炙錢 甘草五分

川芎二錢 白芍炒錢 木香錢

引加血餘炭少許 水煎服

瘈瘲

普氏二十餘歲先胸脇乳肉脹痛後因怒口噤吐瘈臂不能伸小便自遺左三部脈弦 余謂此肝經血虛而風失所致不能養筋故現此症

當歸五錢 白朮炒二錢 柴胡錢 丹皮錢

白芍二錢炒 茯苓錢 枳殼一錢炒 生地二錢
甘草錢
引加薄荷少許 水煎服

產後癥塊

葉氏二十餘歲產後腹中似有一塊或時作疼而轉動按之不
痛面色痿黃痛則皎白脉浮而濇余謂此肝虛而血弱也不信
乃服行氣破血等劑痛益甚轉動無常又認以為血鱉專用破
血袪逐之劑痛攻兩脇肚腹尤甚益信為鱉確服下血等藥去
血甚多形氣愈虛肢節間各結小核隱於肉裏以為鱉子畏藥
而走於外余曰肝藏血而養諸筋此因肝血復損筋涸而攣結耳

益肢節脇項皆屬肝胆部分養其脾土補金水以滋肝血則筋
自舒遂用
当歸钱 白朮二钱炒 黨参钱 棗仁钱炒研
川芎钱 茯神钱 黄芪二钱 白芍三钱炒
熟地五钱 遠志钱 甘草钱
引加生薑三片 水煎服

產後發熱

俞氏三十餘歲產後發熱晡熱吐血便血盜汗小便頻數胸脇脹
痛肚腹痞悶余曰此諸藏虛損也治當固本為善自恃知醫
降火之劑更加瀉痢腸鳴嘔吐不食腹痛足冷始信余言服其

脉或浮洪或沉細或如無其面或青黄或赤白此虚寒假熱
之時雖仲夏當捨時從症
人參一錢　半夏製一錢　炮姜五分　茯苓一錢
白术炒一錢　陳皮月　肉桂研六分　木香卄
甘草月
引加生姜二片　水煎服
產後大便燥
趙氏二十餘歲產後七日未行大便以致小腹脹急皆惱飲食不
甜之症
當歸月　黄芪少許　煨姜一塊　紅糖三千

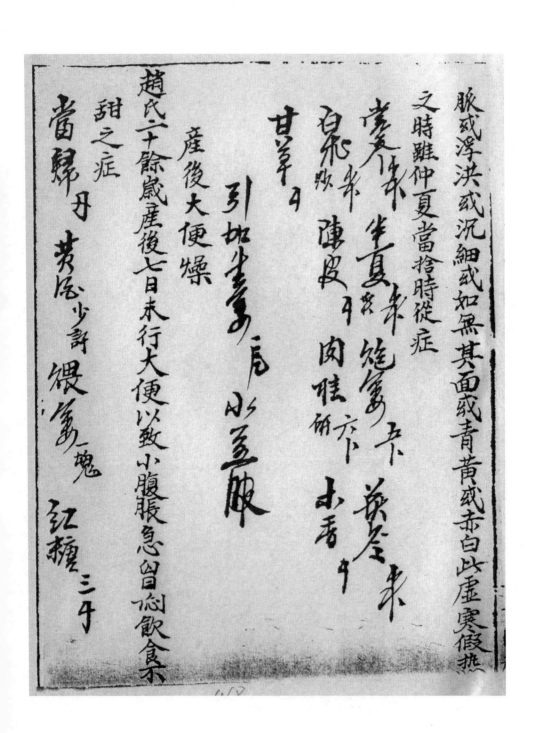

引加羅蔔斤益湯代水益服 服此下堅糞七八而愈

產門瘡

薛氏三十餘歲產時傷損前陰以致腫脹作疼忽下垂一物其形如茄長五寸許圍三寸許紫色疼痛異常服生化湯加乳香沒藥三劑其形已破下紫黑血三碗腫脹亦消飲食如常二便調和至今二十餘日天癸常在不多恐潰爛成瘡 六脈沉濇而芤

當歸三錢 乳香炙錢 山甲六卜炙 赤芍錢
川芎錢 沒藥炙錢 皂角刺二錢 花粉錢
甘草錢

引加煨薑一塊　水煎服

脹滿脃不下　前治喘促此治脃不下各有治驗故記之

周氏三十餘歲產後敗血流入脃內以致腹疼脹滿脃衣不下

附子三分 皮　丹皮一錢　乾膝一錢炒　大黃一錢

引加醋少許　水煎服

產後虛勞

王氏二十餘歲胎前作嗽即產時傷血更嗽日晡作熱憎寒不省
人事服生化湯加發表藥憎寒皆退但夜發熱作嗽喘嗽甚
嘔吐痰飲喘胃悶不食天癸見而不多脈六部浮沉皆緩

當歸三錢　白朮三錢炒　柴胡一錢　骨皮三錢

白芍炒三錢　茯神三錢　丹皮二錢　寸冬三錢
桑皮炙錢　枳殼炒三錢　甘草錢
引加生薑二片　水煎服

氣血上衝

崇氏二十餘歲初產胎前食生冷太過身處至貴之地任性依
為至產後二日天癸即見粉粉紅色干嘔乳汁不下自覺上衝
心肺脾二三日不能飲食到口則嘔憎寒壯熱脈洪大
當歸五錢　桃仁炒研三錢　半夏炙三錢　益母草三錢
川芎錢　小橘紅二錢　紅花二錢　荊芥炭二錢
炮薑錢　黨參三錢　甘草錢

引加黄酒少許 紅棗三錢 水煎服 一劑而愈

產後變症

劉氏四十餘歲無子忽生一女婦知心中煩惱多啼又感風寒

則面赤身熱身疼等症 丁醫用石羔川芎犀角等藥更

現舌乾忌語發疹不大便脉六部沉細之症

荊芥二錢 牛子三錢炒研 當歸尾 蟬退十一个去足翅

葛根二錢 元參三錢 藍根二錢 羌活二錢

甘草錢

引加白茅根丰 紅茅根斤 煎湯代水煎服

服後大便不行二次二日忽又咬牙不省人事口渴忌語等症又服

當歸三分　柴胡三分　荊芥二分　首烏炙五分
白芍炒三分　梔子研三分　牛子炒研三分　冬朮炒研
茯神二分　枳實二分　橘紅五分　甘草分
引加苦菜三分水煎服
服後病勢皆以漸而愈

產後瘧痢

孫氏二十餘歲產後二日天癸已止至六日即食煮飽二碗夜間則腹疼便痢服生化湯加消導即止後日晡寒熱胸滿喘嗽嘔吐又加寬胸舒氣藥嗽喘少止又服補中益氣加舒氣藥即午時前後先寒後熱如瘧之症胸悶不食飲食胃口停住不下服

六部沉濇素虛弱故又用

製黃耆二钱 人參三钱 升麻炒五分 桂枝钱

當歸身二钱 於朮土炒三钱 柴胡炒五分 陳皮钱

南木香磨钱 枳殼去穰三钱 甘草钱

引加鮮姜三片 水煎服

、產後胃脘疼

王氏二十六歲產後自不知謹慎三日飲涼水二碗則作腹疼不甚請醫皆言瘀血未盡用桃仁三稜莪朮棗脂等不但不見效而且疼痛異常疼時自小腹一塊上衝胃脘四肢厥冷四人相按不住嘔吐泄瀉不食湯飲則嘔此係寒凝血滯加以傷損胃不能運化

津液故嘔瀉寒氣上攻故疼痛天癸常在脈六部沉遲

歸尾 五分 枳殼 炒 二分 木香 分 炮姜 二分

川芎 分 檳榔 三分 半夏 二分 吳茱萸 炒研 二分

茯苓 三分 甘艸 分

引加生姜 二片 水煎服

產後勞慮感寒

葛氏十九歲初產自不知謹慎以致身熱頭疼夜甚於晝胸

悶目無神天癸三日方止之症脈六部沉濇而微

當歸 五分 桃仁 炒研 三分 熟地 五分 益母艸 三分

川芎 八分 紅花 二分 黨參 八分 炮干姜 分

引加芥穗炒炭　黄芪少許　炮姜炭

產後頭疼

楊氏二十餘歲產後頭數日疼不止之症

當歸五錢　荊芥二錢　紅花二錢　益母草三錢

川芎二錢　藁本炒研　陳皮二錢　生甘草錢

引加生姜三片　炮姜炭

產後寒熱

王氏三十餘歲產後數日寒熱交作頭疼神倦脈沉濇

當歸六錢　益母草三錢　黨參三錢　丹皮三錢

川芎二錢　炮干姜八分　柴胡二錢　骨皮三錢

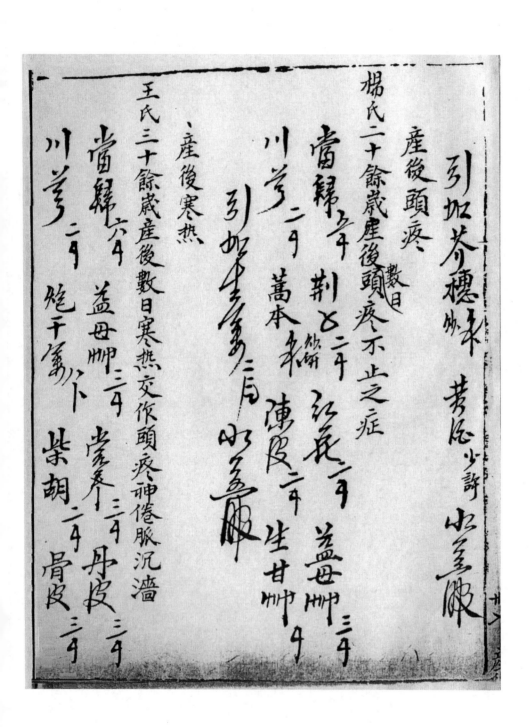

荊芥三分炒研 甘艸分

引加生姜三片 棗二枚 水盞煎

産後經淋漓

朱氏三十餘歲産後月餘小兒生化勞碌以致心悸天癸淋漓不止

製芪三分 党參三分 茯神三分 阿膠珠三分

歸身三分 白朮炒三分 棗仁炒研二分 熟地五分

引加藕節炭三塊 水盞煎

産後不得臥

路氏三十餘歲前曾有咳嗽産後更嗽而不得臥臥則咳喘周身作腫

曾服補熱之藥病加益甚又又服開利之劑更添應悸面白

黄腫二便如常而脇脹悶

茯苓皮三錢　蒼朮炒二錢　杏仁炒研錢　猪苓錢

冬瓜皮錢　枳殼炒錢　澤瀉錢　郁李仁錢

引加干姜皮分　常流水煎服

產後眩暈

吳氏四十餘歲產後素虛得補受孕數日血止白帶甚多產前曾受孕後泄瀉產後乃止忽而眩暈自汗心悸食少腹疼不常之症

當歸六錢　川芎二錢　茯苓三錢　陳皮二錢

白芍炒三錢　白朮炒三錢　黨參三錢　炮姜六分

甘艸 分

引加生姜三片 水煎服

服此而漸愈

產後腹疼

周氏三十餘歲產後三日着氣惡露即止小腹疼痛憎寒壯熱

脉六部沉芤

歸尾五分 桃仁炒研三分 炮姜炭 靈脂八分

川芎二分 紅花三分 柴胡三分 香附炙三分

甘艸 分

引加生姜三片 黑豆醋炒一百粒 水煎服

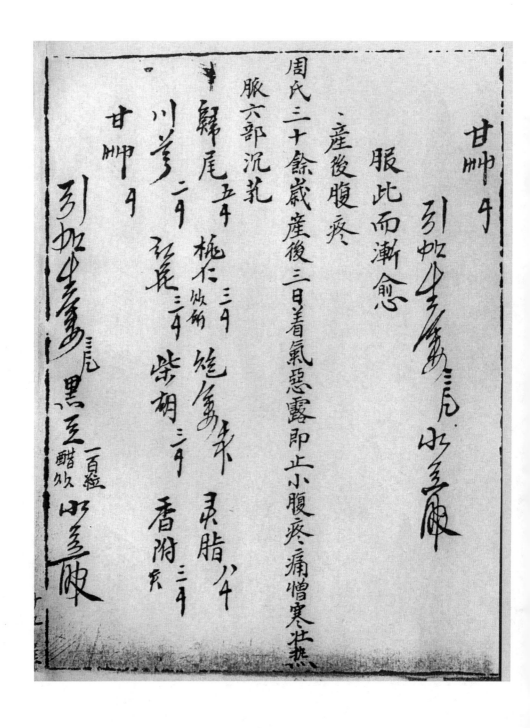

、產後胃脘疼

郭氏二十餘歲產時一女婦知即不順心加以家事不知思慮氣淤以致產後三日即自小腹上衝胃脘作疼危險之甚

當歸五錢　桃仁炒研三錢　香附炙三錢　枳實炒三錢

川芎二錢　紅花二錢　靈脂炙八錢　檳榔五錢

炮姜末　甘草錢

引加黑豆一百粒醋炒　紅糖少許　水煎服

陶產後頭疼

陶氏三十餘歲產後五日天癸已止白帶水下多兼以頭疼腹疼寒熱身有汗

當歸五錢 桃仁去皮研三錢 益母草三錢 藁本五錢
川芎八分 紅花二錢 炮乾薑五分 荊芥二錢炒研
白芍炒八分 甘草錢
引加生薑三片 紅糖少許 水煎服

小產小腹疼

華氏二十餘歲五月小產小腹疼甚之症
當歸五錢 桃仁炒研三錢 益母草三錢 元胡研三錢
川芎二錢 紅花二錢 炮乾薑五分 甘草錢
引加生薑三片 水煎服

產後感寒

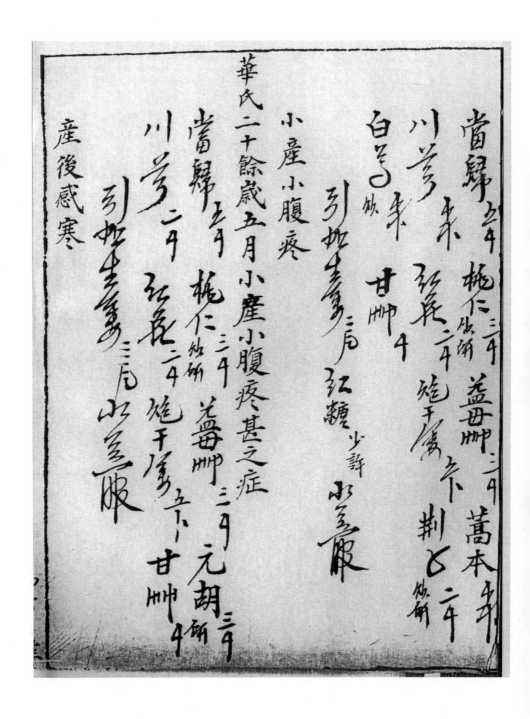

李氏三十餘歲産後三日發熱憎寒之症

當歸五分　桃仁炒研三分　益母艸三分　芥穗炭二分

川芎二分　紅花二分　炮干姜五分　甘艸分

引加生姜三片　清酒少許　水煎服

産後便燥

張氏二十餘歲産後數日大便乾燥欲行不行小腹作疼

當歸一兩　枳實去炒三分　酒軍三分　甘艸分

桃仁炒研三分　杏仁研五分　麻仁研四分

引加蜜少許　水煎服

産後咳嗽

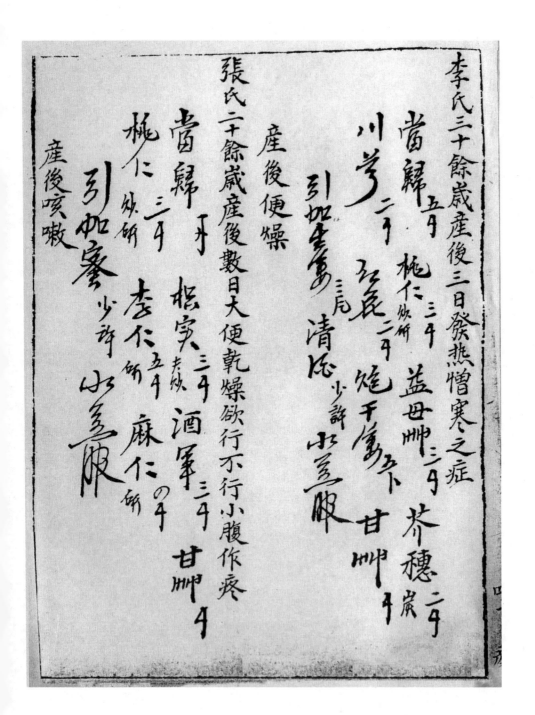

劉氏二十餘產前咳嗽產後未愈之症

前胡三錢　麥冬去心三錢　陳皮炙三錢　杏仁炒研二錢

當歸三錢　枳殼去瓤三錢　益母艸三錢　川貝去心研一錢

天冬三錢　甘艸一錢

引加薄荷少許　水煎服

產後脈

產後緩滑沉細亦宜。實大弦牢濇疾皆危。

產後胃氣為主、緩滑者、脾胃和也、實大結牢、木尅土也、沉細亦宜者、產後大虛脉合症也、濇疾不調者、損血多而心絕也、

一婦三十餘歲咳嗽吐痰產後三日未止脉沉濇外形不惡腹疼

當歸五分 桃仁（去皮尖）三分 生地六分 天冬三分

川芎二分 母艸三分 丹皮分 麦冬（去心）三分

花粉三分 青皮三分 甘艸分

引加生姜三片 水煎服

一婦三十餘歲咳嗽吐痰產後惡露未盡時下日晡增寒壯熱腹疼無汗脉兩關沉數不渴二便如常

當歸五分 桃仁（去皮尖）三分 炮姜炭 青皮三分

川芎二分 紅花二分 浙貝（去心）二分 杏仁（去皮尖）二分

丹皮三分 骨皮三分 柴胡二分 甘艸分

引加生姜三片 黄芪五錢 水煎服

產後帶勞

一婦四十餘產後三月後血淋帶濁活血葯至五月更腹疼延今十月有餘腹疼更甚不分晝夜形脱肉敗血帶甚多兼有血塊食少不能起床六脉沉细而弱小便短少小腹疼脹故現是症

白芍八錢　油桂研錢　茯苓三錢　金鈴子研三錢

當歸五錢　白术炒三錢　澤瀉三錢　五靈脂八錢

牡蠣煅二錢　豬苓二錢　甘草錢

引加鹿角霜三錢　水煎服

一婦三十餘歲產後三日着氣惡露即止小腹疼痛憎寒壯熱六脉沉乱

歸尾五分 桃仁三分（研） 炮姜末 靈脂八分
川芎二分 紅花三分 柴胡三分 香附（炙）三分
甘草分
引加生姜三片 醋炒黑豆一百粒 水煎服

赤白帶

一婦四十餘歲自五月產後經脉淋漓至十一月未止小腹脹疼形脱不得
起床叫服補中益氣更下血塊帶下血塊甚多面腫疼痛稍可六脉
沉微飲食不下小便少大便紅赤
製蒼五分 白芍三分 山藥（炒）八分 膠珠三分
歸身三分 白朮（炒）三分 茯苓三分 熟地六分

澤瀉二錢 甘草錢

引加煨鮮藕一大塊 水煎服

血瘠勞

一婦二十餘歲產後曾服參三錢 產後惡露未見服黑豆等即見惡露

常有憎寒壯熱腹脹白帶日見稍瘦六部沉數而軟泄瀉小便短少

山藥五錢 棗仁炒研 朮 扁豆炒研三錢 五味三分

茯神三錢 丹皮二錢 橘紅錢 麥冬去心三錢

澤瀉 朮 沙參二錢 甘草錢

引加冬瓜仁三錢 水煎服

瘦溺虛損

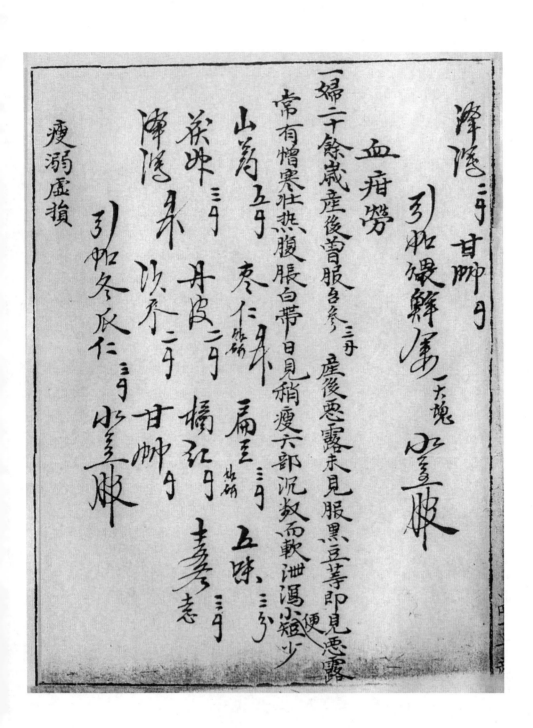

一婦二十餘歲便瀉產後未愈二年有餘肌瘦如柴發熱咳嗽食少白帶便少心悸腹脹頻疼六脉沉微

山藥一錢 薏米三錢 扁豆三錢炒研 蓮肉三錢

百合三錢 首烏五錢 益智一錢 龍齒八分煅

棗仁一錢炒研

引帕蓮梗尺寸 [illegible]

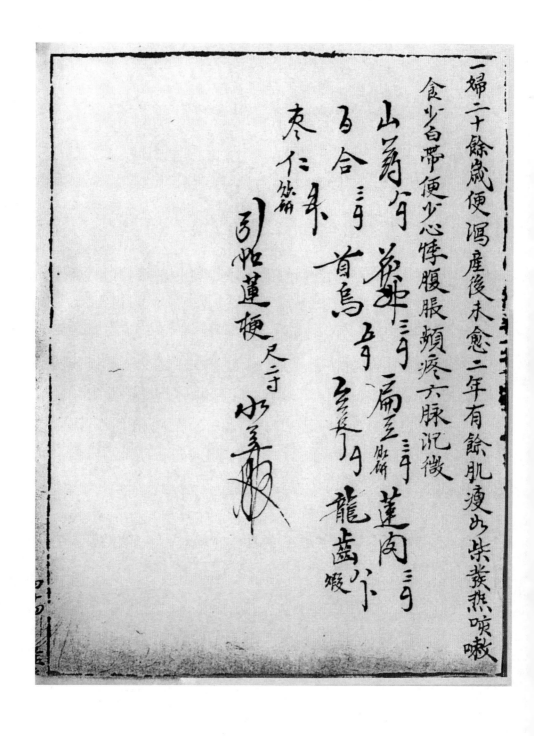

孫氏醫案

第拾捌

幼科雜症

麓人孫氏醫案卷拾捌本

卷五拾玖

幼科

雜症

麓人孫氏醫案卷五拾玖

山左歷邑麓人孫起舜纂述

男壽亭
侄慎亭　孫樾齡　修　叅訂

幼科部

分救加減存乎其人

驚風

周小女二歲驚風一二月即發一次發時面白唇紫若胃悶氣不升降之象閉目手舞大便干硬身熱等症

柴胡千　羚羊末　枳殼炒木　羌活丁

川連八下研　鈎鈎丁　酒軍末　陳皮八下

杭芍錢炒　甘艸八分

引加牛黃鎮驚丸一小粒沖　蘆根一尺許　水煎服

感冒

沈小女三歲夜發熱腹脹咳嗽食少便溏

豆豉二分　腹皮錢　前胡錢　山查分

青蒿二分　枳殼炒錢　神曲炒分　竹茹分

藿梗錢　甘艸三分

引生薑一片　水煎服

食滯感寒

金小兒四歲發熱咳嗽腹脹不食日晡發熱面赤更甚

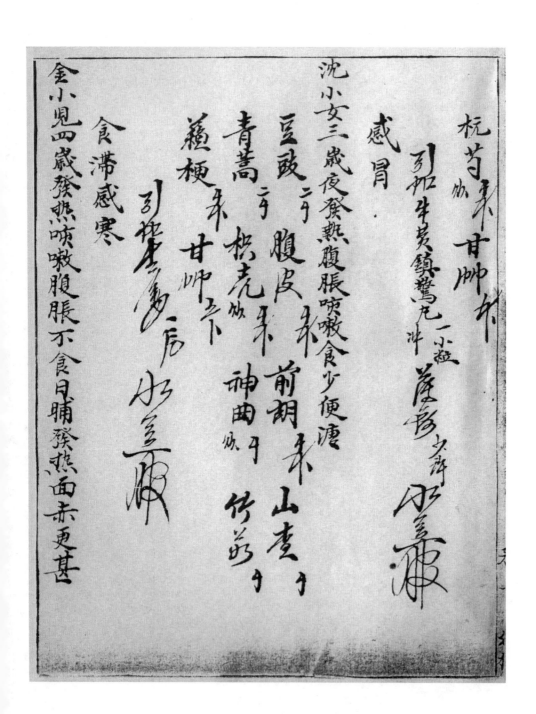

紫菀一錢酒炒　杏仁一錢研　知母一錢
枳實一錢　明粉一分　前胡一錢　花粉一分
桑皮二分炙　甘草五分
引加蘆笋少許　水煎服

王
小兒四歲前腹脹發熱已解但夜則腹疼咳嗽
寒火滯
杭芍三分炒　黃連七分炒　桑皮二分炙　桔梗一錢
干薑七分　前胡二分　枳殼二分麩炒　杏仁一錢炒研
川貝一錢去心研　甘草五分
引加蘆笋少許　水煎服

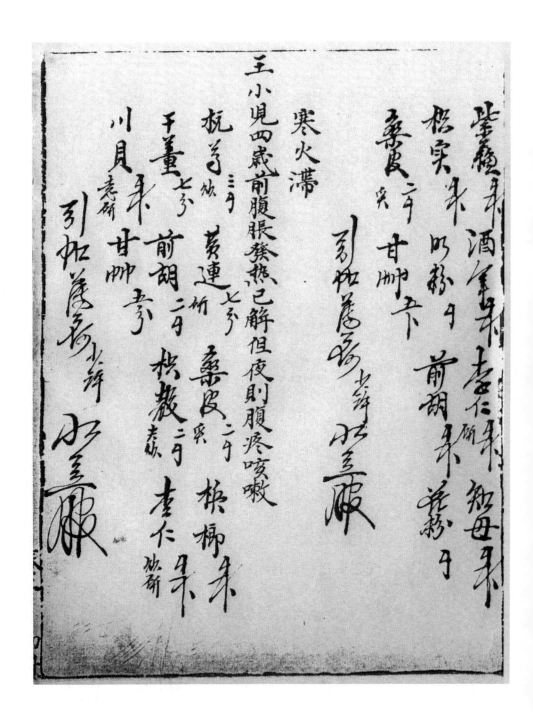

食滯驚觸

金小女五歲，發熱咳嗽，腮紅驚惕不安，腹脹少食，不大便

生地五分　麥冬去心二分　枳實炒三分　黃連研八分

丹皮三分　骨皮二分　川軍三分　鈎米來

明粉寸　甘草五分

引加薄荷少許　水煎服

發熱

郭小女六歲，發熱戰驚，腹疼，大便干硬

紫蘇來　山查二分　木香南分　勾米分

枳殼炒二分　檳榔二分　酒軍二分　腹皮來

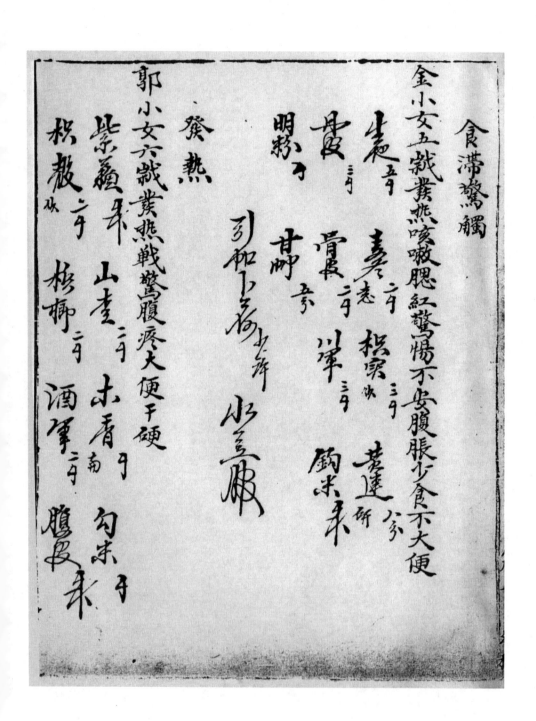

引加蘆荷六錢 水煎服

咳嗽悶

張 小兒四歲 身發熱胸悶咳嗽

蔞仁 二錢 炒研 枳殼 二錢 炒 麥冬 錢半 黃芩 錢半

杏仁 二錢 炒研 浙貝 二錢 研 知母 二錢 竹茹 錢半

生地 三錢 丹皮 二錢 甘草 五分

引加蘆荷六錢 水煎服

水痘

張 小女四歲 身出水痘紫色身不熱動作如常

葛根 錢 生地 二錢 荊芥 錢 山查 錢

赤芍錢　麥冬去心錢　羌活分　防風錢
木通錢　甘草五分
引加燈芯尺許　水煎

驚入陰絡

張小兒五歲因母病觸驚身熱天庭紅色繼傳兩腮胷膈用蘇散清熱更忘語口渴晝夜不安二便如常能食曾服蘇散蔞仁川軍等不效更不能食不省人事仍忘語口渴不安目閉等症

茯神錢　犀角鎊錢　赤芍三分　羚羊鎊錢
棗仁炒研錢　生地五分　丹皮二分　柴胡分
薄荷二分　甘草五分

引加抱龍丸 一小粒化沖 益元散 五分 水煎服

發頤

魏小兒數歲右耳發頤腫大發熱不食

荊芥 六分 牛蒡子 二分炒研 柴胡 錢 元參 二分

防風 六分 杭菊 三分 黃芩 錢 羌活 二分

甘草 分

引加蘆根 大節 水煎服

感冒咳嗽

常女三歲咳嗽身熱咽喉不利之症

牛蒡 炒研 錢 前胡 錢 杏仁 炒研 錢 黃芩 錢

元參錢 麥冬志二分 桑皮炙二分 川貝志二分
甘草五分
引加蘆根五分 水煎服

食滯感冒

賈女八歲胃悶腹脹不大便頭疼身熱
紫蘇梗錢 黃芩分 枳殼分 陳皮二分
羌活錢 枳殼炒錢 山查二分 腹皮錢
甘草錢
引加生薑三片 水煎服

鹹蝦

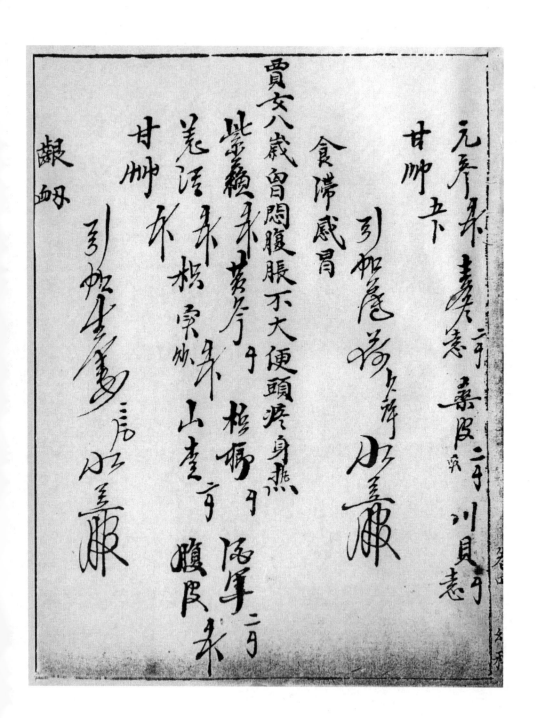

趙小女数歲 牙齦出血口臭
生地五錢 赤芍二錢 川連八分研 羚羊一錢
丹皮一錢 連翹錢半 山梔錢半研 木通一錢
黄芩錢半
引加蘆根少許 水煎服

李小女二歲 面青白咳嗽痰聲氣閟痰塞不升降便青糞（瀉）
咳驚
蔞仁炒研錢半 桔梗去蒂一錢 黄連研八分 胆星二分化冲
杏仁去皮研錢半 川貝研錢半 陳皮一錢 甘草一錢
引加枇杷葉一錢 叶 滚痰丸研十粒 佛面金二張 水煎冲服

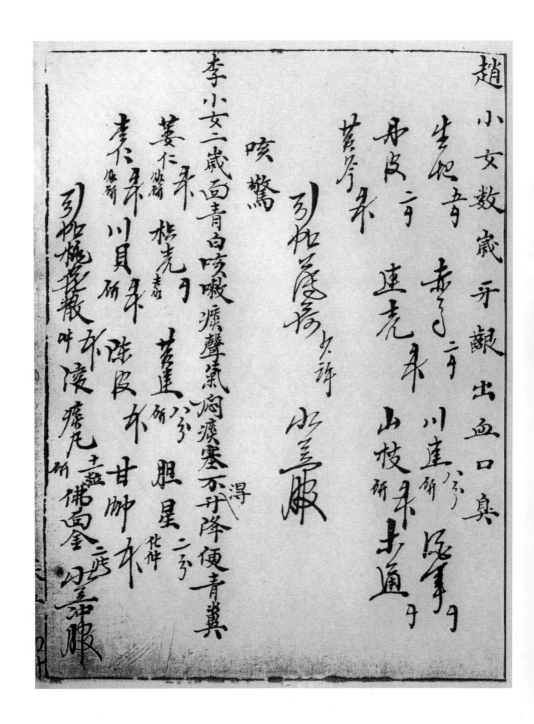

熱咳

程小女數歲夜熱咳嗽腹脹小便不利濁大便干面紅体胖有汗

生地三錢　丹皮三錢　澤瀉二錢　桑皮炙二錢

赤芍二錢　枳殼炒錢半　骨皮二錢　土貝錢

前胡二錢　川貝研錢半　蘆根錢　甘艸五分

引加生薑二片　燈心

粟瘡

李小女週身腰以下起疙瘩如粟忽落極痒紅色

蟬退五分　生地二錢　薑蚕炒八分　黃芩錢半

赤芍錢半　紅花一錢　蘚皮錢　荊芥錢

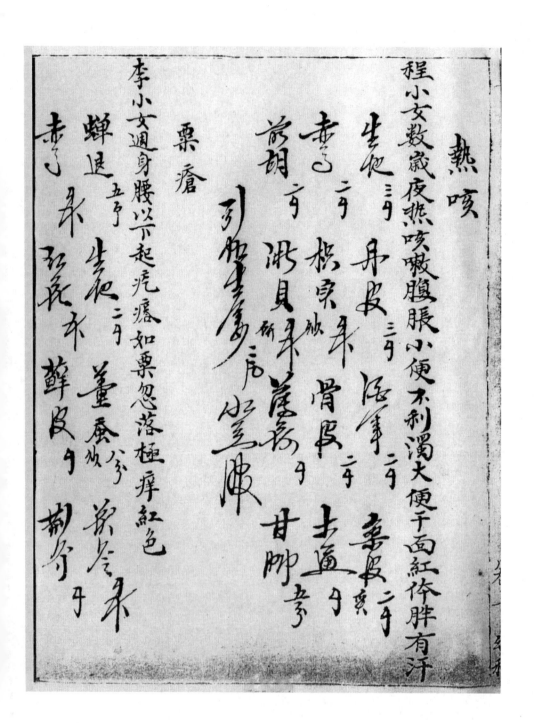

防風八分　連翹一錢

引加燈心七莖　水煎服

、發熱

張小兒發熱咳嗽有痰兼以腹脹食少

紫蘇八分　山查一錢　前胡一錢　豆豉一錢

枳殼炒八分　黄芩八分　淅貝研八分　甘草一錢

引加燈心七莖　水煎服

渟滯

何小兒五歲因食粘糕以致嘔吐大便欲行不下發熱

枳實炒一錢　山查一錢　厚朴一錢　甘草五分

檳榔二分　陳皮八分　紫蘇一分
引加生姜皮六片　加燈心

喉痺
朱小兒五歲憎寒壯熱外腫內痺鼻膿多項耳左右各一疙瘩
元參三分　桔梗一錢　豆根一分　黃芩二分
牛旁（炒）二分　射干二分　連翹三分　防風二分
明粉一錢　花粉三分　荊芥二分　甘草一分
引加硼砂（冲）六分　加燈心

右脇痞
侯小兒四歲右脇一塊不日發熱日漸消瘦

雞內金二錢　蒼朮一錢（土炒）　史君子十五个　川楝二錢

五谷虫二錢　川連一錢（研）　胡黃連八分　檳榔三錢

炙鱉甲三錢　山楂二錢　生甘草一錢

引加荸薺二个（去）水煎服

泄瀉

周小兒四歲泄瀉口渴夜甚小便利手心熱形瘦之甚

香薷一錢　黃連八分（研）　焦朮二錢　澤瀉二錢

扁豆二錢（炒研）　茯苓二錢　豬苓二錢　首烏三錢（炙）

杭芍一錢（炒）　紫蘇一錢　甘草一錢

引加土一把攪水煎服

、天鈎風

劉小兒三歲疹後數日偶而目上視面赤角弓反張手足抽搐刻不容安口渴

勾藤八分　川連錢研　黃芩二錢　川貝錢半去心

柴胡錢　羚羊鎊錢半　枳殼炒錢半　清寧丸二錢

杭芍炒錢　石羔煅三錢　蘆根錢　甘草五分

引加牛黃鎮驚丸一小粒冲　又八寶化服　隨出天花

、發熱

金小兒七月偶而發熱痰聲不安

蘆根錢　枳殼炒八分　黃芩錢　青蒿錢半

桑八分炒研 陳皮五分 木通八分

引加滚痰丸十一粒研 佛面金花二張 水煎服

、發頤

燕小兒七歲左腮發腫耳下紅色

荊芥三分 連翹三分 黃芩三分 陳皮四分

防風三分 山梔研二分 羌活三分 赤芍三分

甘草分

引加蘆根五錢 水煎服

、天鈎風

姜小兒二歲身熱目上視角弓目不識人顖門高大不之哭聲

柴胡钱　羚羊鎊钱半　山栀炒钱　蔓荆钱

黄芩钱半　川连炒八分　陈皮钱半　钩藤钱半

茯苓钱半　羌活钱　甘草钱半

引加牛黄镇惊丸一小粒　[illegible]化服

滕小女八月解顱面青白肥胖目無神倦睡左手常搐角弓身不熱

、驚風

柴胡钱　僵蚕炒钱　白芍炒钱半　全蝎一个

钩藤八分　天竺黄钱　当归钱　象贝钱

甘草钱

引加抱龍丸一小粒　[illegible]化服

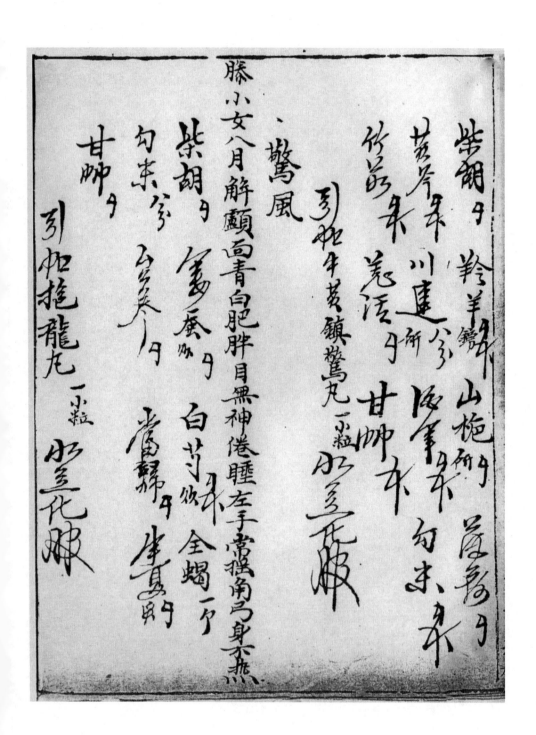

嘔吐

金小兒傷食腹脹嘔吐便利不食等症

藿香一錢 半夏（製）一錢 枳殼（炒）一錢 山查一錢

陳皮八分 茯苓一錢 神曲（炒）一錢 檳榔八分

甘草[illegible]

生薑一大片 灶心土（火煅） 水煎服

瀉久形脫

康小兒三歲泄瀉數日以致瘦脫如柴瘵則目開無淚無涕小便短少口渴無脉將危之象

扁豆（炒研）二錢 澤瀉二錢 玄[illegible]一錢 首烏（製）三錢

麥冬二錢 猪苓錢半 五味錢半 杭芍錢
甘草錢 引加生薑三尾 黃土一兩 水煎服

驚風

郭小兒五月 倏而目上視口沫手抽面紅唇赤等症
柴胡錢 勾藤八分 黃芩錢半 熊膽錢
黃連酒八分 羚羊錢 卜荷錢 枳殼八分
甘草錢半
引加牛黃鎮驚丸一小粒 水三化服

瀉火口干

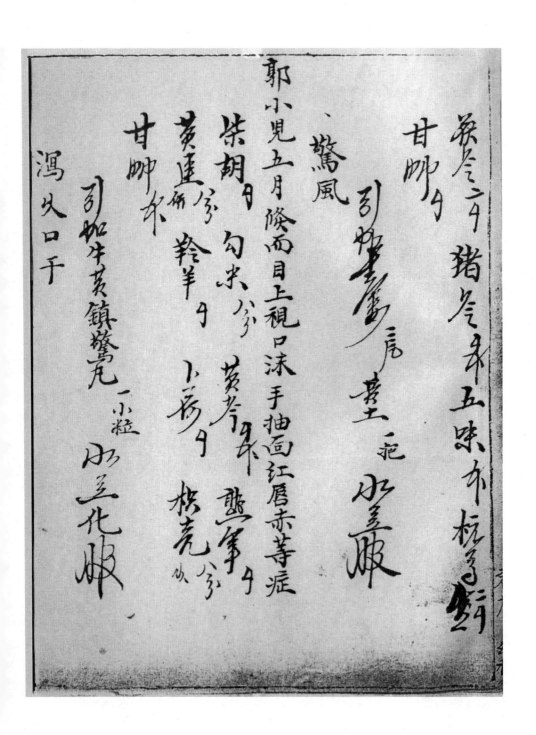

張小兒三歲泄瀉日久口干舌燥煩熱不安等症

扁豆錢 炒研 澤瀉錢 五味分 陳皮分

茯苓錢 猪苓錢 麥冬 去心 錢 甘草分

引加藿香八分 水煎服

、驚風

楊小孩一歲自出西至東是孩先天不足解顱頭大頸細形軀如五月之大小肌肉枯白條而抽掣素見乳食不足常食麵物唇赤舌乾

柴胡五卜 川貝 研 八卜 羚羊 鎊 八卜 台烏五卜

白朮六卜 黃連 研 五卜 陳半夏 僵蠶 炒 八卜

羌活五卜 甘草五卜

引加半夏鎮驚丸一小粒、燈芯花服

女　便血

赤兒八歲自秋後便血迄今嚴冬糞後滴血不止飲食如常大便堅稠

當歸三錢　生地炭五錢　黃芩炒三錢　地榆炭四錢
槐花炒三錢　阿膠珠二錢　甘草一錢　側柏炭二錢
引加絲瓜絡燈芯服

傷食

侯女四歲常貫傷食後發熱
炒枳實一錢　神曲炒一錢　焦麥芽一錢　萊菔子錢

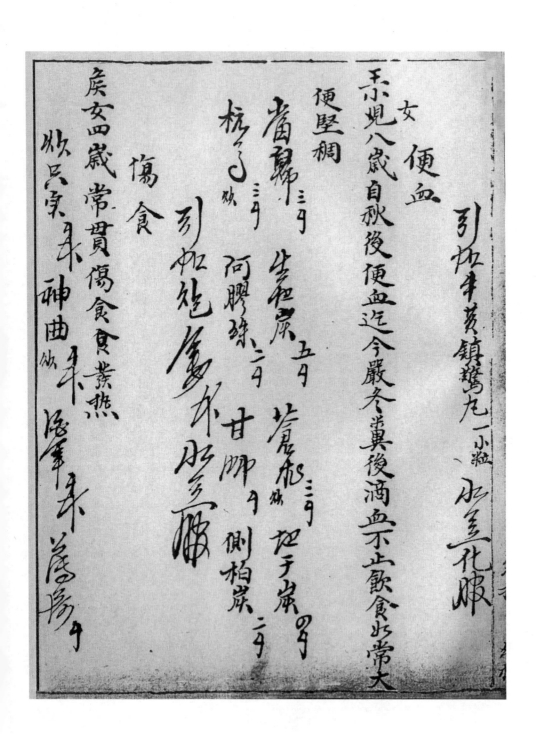

山查炭　麦芽錢炒　檳榔二分　甘草錢

引加青蒿二分　水煎服

趙小兒二十餘月倏然閉目常啼目胞紅腫用手將目略掌若開內有膿突出者色

小生地一錢　丹皮錢　赤芍錢　黄連研三分

白菊花錢　荆芥三分　桑葉錢　石羔煅錢

生甘草錢

引加竹心十寸　水煎服

咽喉

李小孩週歲咽喉不利面起紅塊多啼身熱等症

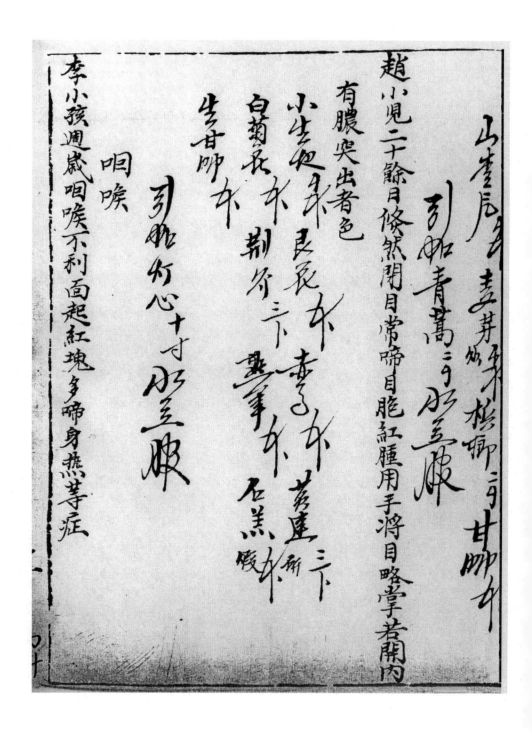

蔓荊八分　元參錢　牛蒡子炒研　黄芩八分

藍根錢　麥冬去心錢半　鮮生地錢　甘艸錢半

引加竹心十寸水煎服

目胞腫爛

金小女兩目胞腫爛白精紅赤

荊芥錢　茯苓錢半　蟬退十个　黄芩錢半

防風錢　蒼朮炒八分　木賊八分　赤芍二錢

桑皮錢半　甘艸錢半

引加菊花錢半水煎服

發熱不食

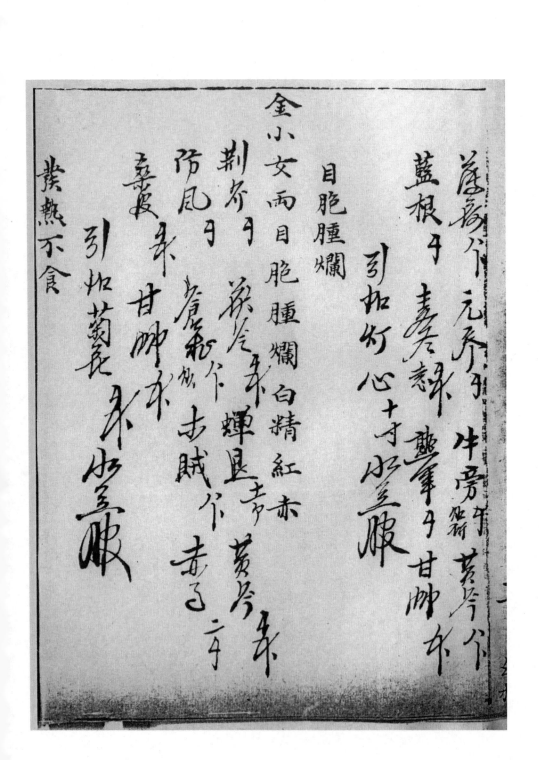

吳小兒八歲發熱不食晝可夜甚三日未走大便

紫蘇三分 羌活二分 枳殼三分炒 川軍三分

廣皮錢 黃芩二分 檳榔三分 神曲二分炒

甘草錢

引加生薑二片水煎服

痰火

朱小兒二歲目下胞赤唇旁起紅疙瘩咽喉不利之症

青蒿梗錢 竹茹分 象貝分研 木通八分

金石斛錢 元參分 牛蒡分炒研 蘆薈錢

炒只殼錢 粉草錢

引加竹心十寸 水盏服

驚風

徐小兒五歲忽而目上視抽搐不知人事兩顴紅赤口緊等症

勾米 末 黄芩三分 赤芍三分 山支三分 研

柴胡 末 薄荷 末 連壳三分 枳实二分 炒

川芎三分 羚羊 鎊 二分 甘艸 分

引加牛黄丸一小粒 水盏化服

痰咳

李小兒三月咳嗽痰聲面赤前有鵝口之症

桃花散 末 胆星三卜 佛面金二張 牛黄丸一付

滚痰丸一小盃 共研蜜調續服

一發熱

李小兒發熱日久不愈服藥不效日晡益甚腹中積塊常有腹疼口渴等症

鷄内金二分 山藥三分炒 扁豆三分炒研 鱉甲四分炙

五谷虫二分 蓮子三分研 茯苓二分 丹皮二分

青蒿梗二分 柴胡二分

引加煨姜一塊 水煎服

一食風

郭小女二歲飲食無禁忽而身熱目瞪抽搐之症

半夏製一錢　枳實八分　神曲炒八分　柴胡一錢
黄芩一錢　羚羊一錢　陳皮八分　勾朱一錢
甘草五分
引加燈心廿節　水煎服

先天毒
楊小女出生舌爛下部赤爛起治
銀花八分　槐花八分　陳皮一錢　黄連五分酒炒
土苓八分　全蝎一個　赤芍一錢　甘草五分
引加燈心廿節　水煎服

面黄浮腫

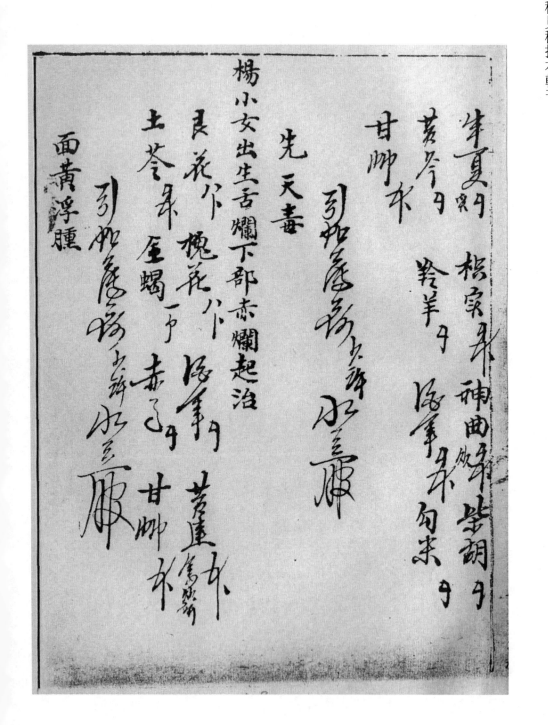

管小兒二歲面黄白無血色四肢腫若腫大便青色無神右脇一塊

白术 二錢 茯苓 一錢 白芍 二錢炒 炮姜 五分

山藥 三錢炒 陳皮 八分 肉桂 一錢 甘草 錢

引加 抱龍丸 一小粒 水煎服

身熱脇疼

張女八歲發熱數日不退不食兩脇按疼夜甚于晝

紫蘇 錢 枳殼 一錢炒 香附 錢炙 下蘇 錢

黄芩 一錢 橘紅 一錢 延胡 一錢研 山查 一錢

腹皮 一錢 澤瀉 二錢 甘草 一錢

引加 水羅卜五片 水煎服

上唇腫

鈕女數歲上唇腫高裂紋作兼以兩吻生瘡濕爛口中臭氣

生地三錢　丹皮二錢　滑石二錢　荊芥錢半

麥冬去心三錢　茯苓二錢　蒼耳子錢　山梔錢半

赤芍二錢　甘草五分

引加燈心三十寸　水煎服

感寒

楊小兒三歲忽觸驚食滯感寒則周身發熱服發散清熱之

劑不愈又加惡心脇脹又服開下消導等劑仍是未痊今月餘

又加煩燥口渴夜則熱甚之症

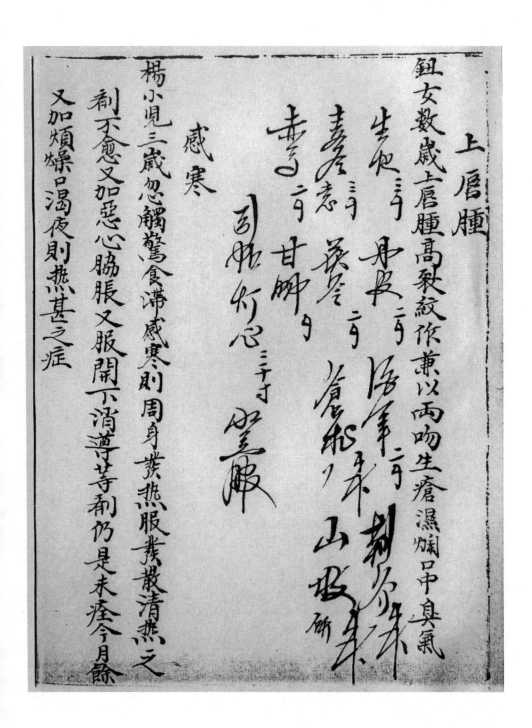

紫蘇錢 枳殼(炒)二分 麥冬(去心)分 丹皮錢

青蒿錢 白芍錢 生地錢 骨皮錢

甘草五分

引加蘆根尺許 冬瓜皮

起雲斤疙瘩

楊小兒三歲偶面上起膿泡數粒破則出黃水又出數粒則用官粉花椒共為末敷之忽又周身起雲斤疙瘩發熱痒甚心煩大便燥小便短之症

羌活錢 浮萍錢 荊芥分 赤芍分

防風分 蟬退五分 生地錢 丹皮分

元參ㄅ牛蒡ㄅ川軍桑甘草木

[illegible]薄荷 山荳根 外以紫蕣萍敷之一劑而愈

嗽喘

楊小兒週歲忽咳嗽作咳嗽則嘔吐夜熱腹脹小便短大便膠粘咽喉

有疙瘩之症喘則喉中痰声若鋸

麻黃木 杏仁炒木 桔梗木 青皮八

蘇子炒木 前胡木 桑皮炙ㄅ 葶藶木

半夏炙乙 元參木 甘草三下

山荳根

發熱

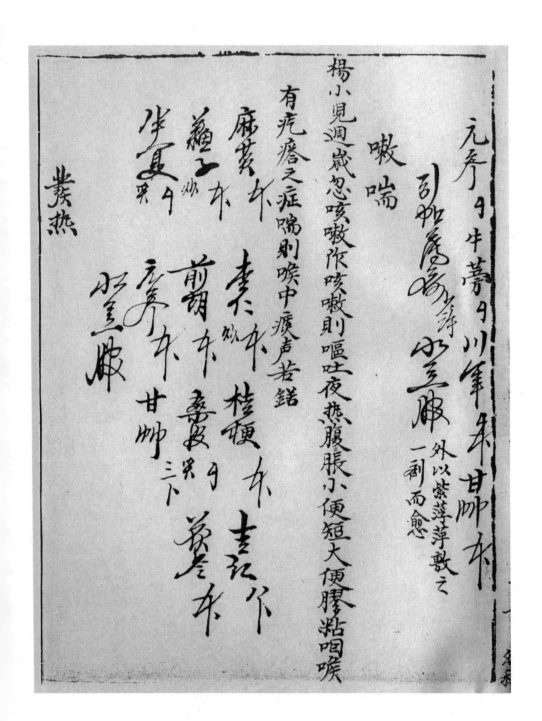

呂小兒三歲偶發熱三日晝可夜甚舌赤口渴神氣清爽

淡豆豉二錢　黄芩錢半　桔梗二錢　連翹八分

青蒿根二錢　枳殼一錢　紫菀錢半　建曲一錢

山梔仁一錢　甘草五分

引桃卜葉三片　水煎服

張小女數歲右齦腮潰爛二月將落腮爛一塊

口疳齦爛

生地錢半　連殼一錢　黄芩一錢　廣皮八分

赤芍錢半　桃仁一錢　木通八分　川連一錢

羚羊八分　石羔錢半

引枇葉去絡 水豆殼

咳嗽

沈小兒二歲咳嗽咽喉痰聲

前胡錢 杏仁去皮錢 桑皮炙錢半 甘草八分

浙貝錢 枳殼炒錢 寸冬去心錢半

引枇佛面金二張 刀豆殼

痢

蔡小兒三歲昨晚浴澡加以食涼甕痢以致夜間發熱泄水二次後

又腹疼後重便紅白滯小便短少

紫蘇錢 當歸錢 木香八分 黃芩錢

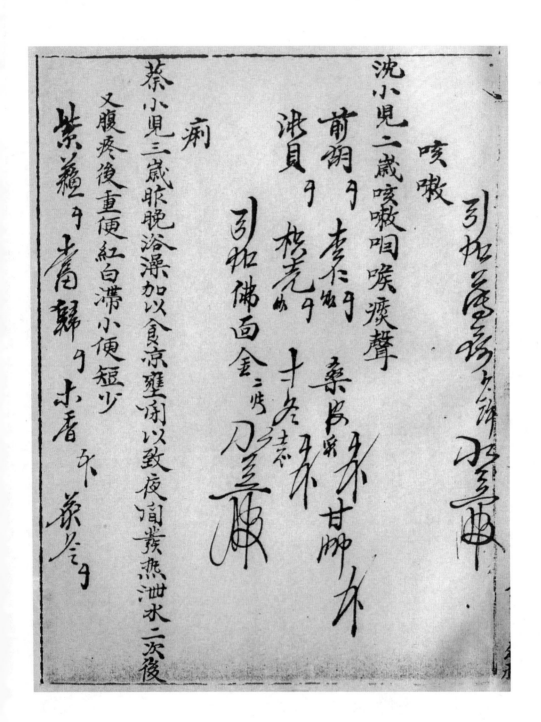

杭芍三錢　枳殼一錢（炒）　山查一錢　建蓮錢
檳榔一錢（炒）　甘艸一錢
引加生薑二片　水煎服

便血

周小女　四歲　便血二月有餘　迄今不止　用墻固之藥即腹疼痛别
無所苦
生地炭二錢　柴胡炭八分　熟地炭三錢　當歸一錢
荆芥炭錢　升麻炭八分　艾葉炭錢　阿膠珠二錢
側柏炭一錢
引加荷葉二錢　水煎服

十七

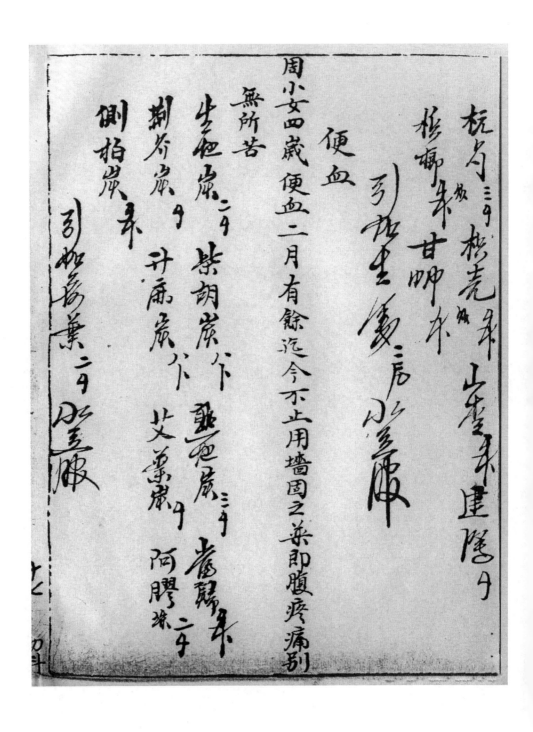

、羨熱

張小兒二歲羨熱日久服羨散踈解藥無效夜甚於晝黃瘦渴

鷄內金錢 山茱炒二錢 五味錢 白芍炒錢

五谷虫錢 扁豆炒錢 生苡錢 麥冬錢

粉丹皮八分 甘草錢

引加鮮荷葉錢 水煎服

項下疙瘩

牛小兒二歲右項下生疙瘩服寒凉太多不但不見效而疙瘩不疼不痒不紅不堅日久不愈

玉金錢 当歸錢 赤芍八分 牛蒡炒八分

羚羊鎊八分 鈎藤三錢 昆布錢 川貝八分

引加茭白三片 水煎服

服此則日漸而愈

秋疫變症

王 六歲 自七月今迄九月 治初發熱口渴納之尤是食滞感寒

消導疏散忽減忽添又有清熱止渴苦寒消剋愈治愈甚現

今形骸枯瘦唇干淡紅面肌黃白唇皮自常于揭飲不離見食

即食發熱夜甚于晝通宵不寐呻吟號哼亦飲頻數舌淡無

胎服苦寒之劑熱頭更燃右耳並有發順

生地八分 五味錢 二元參錢 二扁豆 从米

麥冬二錢　白芍二錢　犀角一錢　丹皮錢半

甘草一錢

引加鮮苦菜三錢　鮮竹葉十片　水煎服　二三劑漸安大便所下如膿粘滯

黃虛

嘗小兒周歲餘右脇有塊周身黃白無神全無血色唇白若枯骨四肢微腫大便青色

雞內金一錢　山藥三錢炒　五味三分　白芍八分炒

五谷虫一錢　台黨錢半　麥冬一錢去心　茯苓錢半

生甘草錢半

引加抱龍丸一小粒　水煎化服

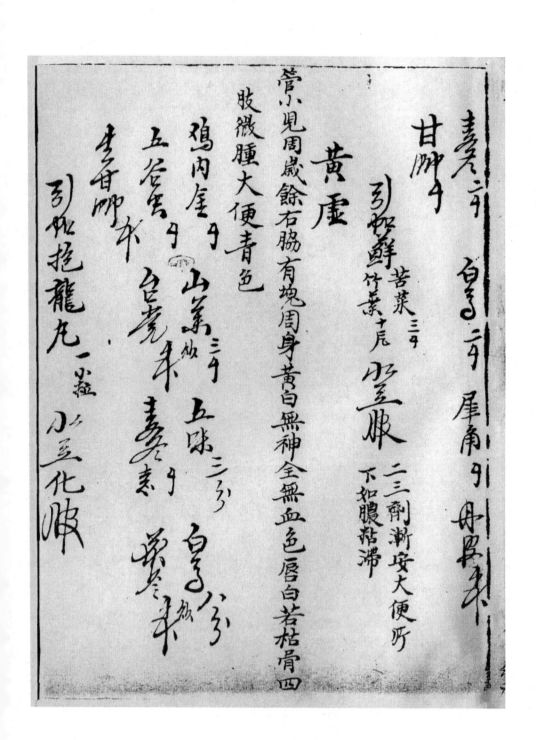

治疹要方

荊芥八分 牛子五分炒研 黄芩五分 蟬退九分去足翅

防風五分 元参八分 羌活六分 青皮六分

引加芫荽少許 水盅

加減方

色紫加生地八分 赤芍五分 桃仁三分炒研

色白加歸尾五分

大渴加生地錢 葛根五分 花粉三分 知母三分

舌刺加生地錢 黄連五分酒

大熱加柴胡八分 青蒿五分 葛根五分 丹皮五分 生地錢

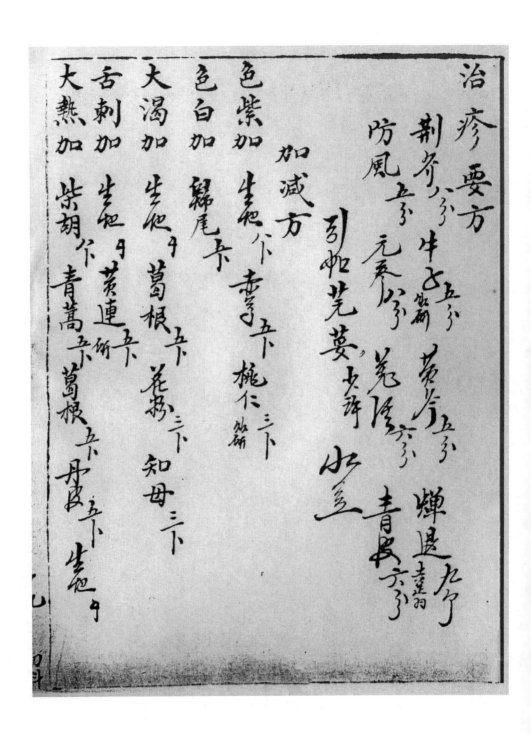

肢冷加　生薑皮

譫語加　黃連　犀角　生地

干嘔加　黃連　陳皮　枳殼

弄舌加　生地　黃連　犀角

胸滿加　枳殼　川貝　神麯

咳嗽加　川貝　麥冬　桑皮

喘加　桑皮　枳殼　杏仁　蔞仁

喉疼加　豆根　藍根　元參（加黃）　牛子（加重）

口穢加　黃連　犀角

咬牙加　生地　赤芍　丹皮

喉腫加　豆根　凌花　元參(加重)　牛子(加重)　桔梗

鼻衄加　生地　犀角　梔子　棗仁　藕節

泄瀉加　澤瀉　豬苓　茯苓

腹疼加　赤芍　青皮

痢疾加　枳殼　木香　檳榔

大便逼通加　枳實　檳榔　李仁

大便不通加　枳實　滑石　檳榔

小便短加　黄連　滑石　木通

第拾玖

痘疹

孫氏醫案

麓人孫氏醫案卷拾玖本

卷陸拾

痘疹

麓人孫氏醫案卷陸拾

山左歷邑麓人孫起舜纂述

男壽亭 孫懋齡 參議

侄慎亭 修 抄訂

痘疹部 分数加減存乎其人

治痘要方

活絡湯 不論痘之始終以此為主後有加減

牛蒡 炒研 錢　紅花 錢　山查 三錢　芥穗 五

青皮 釆　蟬退 九個　地丁 三錢　葛根 粉 釆

引加葦根 少許 水煎服

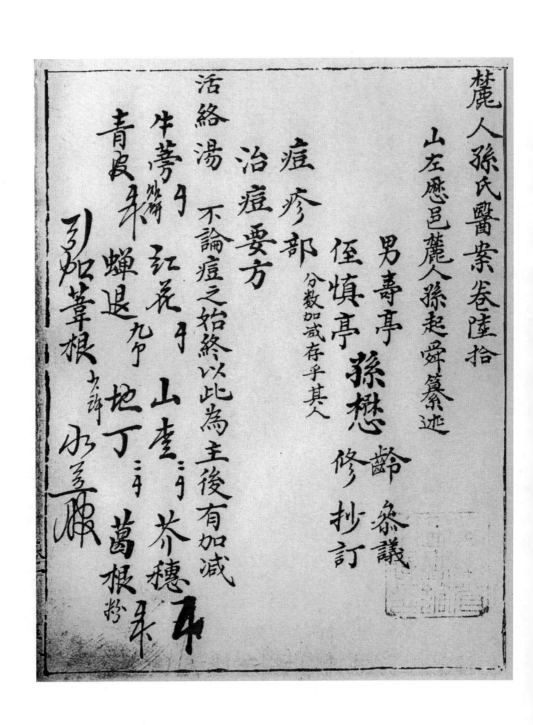

凡大熱大渴譫忘失血頭汗自汗撩衣去被身熱肢冷舌刺唇焦口穢哈舌一切大熱發揚之症本方加石膏煆三錢

一切症形攢簇　本方加川軍三錢　青皮朱　山查二錢

托腮蒙骯囊毬　本方加元參錢

咽關　本方加黃芩二錢　桔梗錢　粉艸五分　元參朱

抱膝　本方加懷牛夕錢

舌刺咽乾　本方加石羔煆三錢　枯芩二錢　川連研錢

大渴　本方加石羔煆三錢　生地三錢　知母朱

徧體安炎　本方加石羔煆三錢　川連研錢

譫語　本方加石羔（煅）三分　川連（研）分　犀角鎊八卜

四肢厥冷　本方加川芎三分　青皮丰卜

乾嘔　本方加川連（研）分　石羔（煅）三分　滑石（飛）四分　甘草（解滑石之燥量加）

哈舌弄舌　本方加川連（研）分　石羔（煅）三分　犀角鎊亦卜　木通分

啼號不已　本方加青皮丰卜　川連（研）分

痰迷上竅　本方加川連（研）分　犀角鎊亦卜　川貝（去心研）分

胸膈遏鬱　本方加川連（研）分　青皮多　枳殼（炒）多　前胡八卜

拂鬱皮毛　本方加川芎三分　青皮多　荊芥二分　归尾分

靜燥不常　本方加川芎三分　青皮多　身不熱，加羌活分

桃仁（去皮研）分　紫草二分　身熱，加石羔（煅）三分

骨節煩疼　本方加川芎三錢　青皮五分　羌活錢

腰如被杖　本方加元参二錢　羌活錢　川芎三錢　歸尾錢　山甲五分下　赤芍　青皮五分　身大熱減山甲　加石羔三錢煆

筋抽脉惕　本方加青皮五分　羌活錢　川芎三錢

火擾不寐　本方加黄連錢研　犀角五分下鎊

胃熱不食　本方加石羔三錢煆　枳实二錢去瓤

喉疼聲啞　本方加黄芩二錢　甘桔錢　元参二錢　豆根錢

咳嗽喘　本方加桑皮錢炙　枯芩二錢　桔梗錢

痰喘　本方加桔梗錢　枯芩錢　川貝錢去心　桑皮錢炙

頭汗身汗　本方加石羔三錢煆

天柱側傾本方加　川軍二錢　石羔煅三分　甘菊二錢

紅絲遶目　本方加山甲土炒五分　川軍三錢　青皮一錢半

口穢噴人　本方加川連研分　石羔煅三分

發抬咬牙　本方加川芎三分　山甲炙三錢　石羔煅三分　身熱不　不允加

瘀後咬牙　本方加生地三分　丹皮五分　赤芍分

皮壅肉腫　本方加青皮五分　川芎三分　石羔煅三分　身不熱不允加

頭面頦腫　本方加川芎三分　青皮五分　前胡分

鼻衄　山梔研分　本方加桔芩五分　生地三分　丹皮五分　石羔煅三分

溺血　本方加川連研分　生地三分　木通分　甘草二錢

小便短縮　本方加木通錢　滑石飛四錢　豬苓錢　川連炒錢
生地三錢　甘草錢
大便不通　本方加川芎三錢　枳實麩炒二錢　赤芍錢　前胡錢
滑石飛四錢
大便下血　本方加生地三錢　桃仁去皮研錢　滑石飛四錢　枯芩錢
川芎三錢
大腸逼迫　本方加青皮五分　川芎三錢　桃仁去皮研五分　滑石飛四錢
火注小腸　本方加條芩五分　滑石四錢　豬苓錢　澤瀉錢
甘草梢
血熱作痒　本方加生地三錢　丹皮錢　赤芍錢

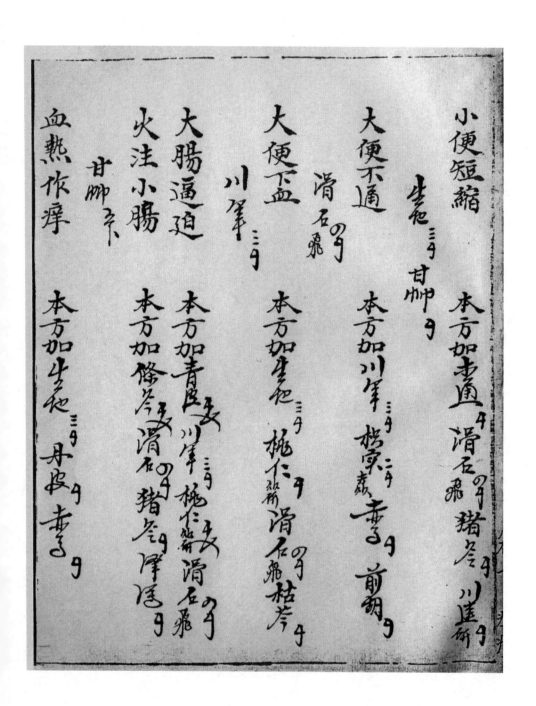

內傷飲食　本方加枳實炒二錢　山查[illegible]

寒戰　本方加川連酒炒錢　生薑三錢　荷穗錢

搐風　本方加羌活錢　薄荷八分　鉤藤八分

腹疼　本方加川芎三錢　枳實炒二錢　赤芍錢

風寒　本方加防風錢　葛根錢　升麻三分　薑二片

風熱　本方加前胡錢　防風錢　葛根八分

板實平扁柔嫩灰陷　本方加山甲炙八分　蜂房炙錢　山查二錢

飛漿　本方加川芎三錢　青皮錢　紫胡錢　桃仁錢炒研

浮衣　本方加紫胡錢　川芎三錢　山查錢　青皮錢

深紅　本方加生地三錢　丹皮錢

肥紅　本方加生地五分　減青皮

艷紅　本方加生地三分　石羔煅三分　丹皮三分

乾紅　本方加川芎三分　紫草四分　桃仁去皮尖四分　紅花末

身熱加石羔煅三分　丹皮二分

嬌紅　本方加紫草四分　桃仁去皮尖四分　丹皮二分

紫艷　本方加生地三分　丹皮五分　紫草四分

紫老　本方加丹皮二分　紫草四分

焦紫　本方加紫草四分　丹皮五分　桃仁去皮尖四分　地丁五分

紫黯　本方加蟬尾八分　地丁四分　丹皮五分　桃仁去皮尖四分

板黃　本方加青皮四分　川芎三分　紫草四分

夾瘢夾痘　本方加生地三錢　元参二錢　丹皮五分　山甲末炙研

豬尾骨火焙　紫草錢

青蓮浮萍蚤瘢蚊蚜　本方加川芎三錢　桃仁去皮研錢分　紫草錢　歸尾錢

血泡　本方加生地三錢　丹皮五分　赤芍錢

水泡　本方加白芍錢　蒼朮五分米泔浸　白朮錢　茯苓錢

肉種痘不種　本方加人中黄錢　羌活錢　黄耆五分

鋪紅　本方加生地五錢　赤芍三錢　丹皮二錢

根窠無暈　本方加當歸錢　川芎錢　黄耆五分　生甘草末

皮薄漿嫩　本方加人参五分　熟地三錢　當歸錢　炙黄耆二錢

空殼無漿　本方加僵蚕錢炒　生耆五分

痘頂塌陷　本方加製耆二錢　玄參錢　鹿茸炙三卜　[illegible]炒三卜

歸身錢　甘艸炙錢

痘形

痘瘡從顴骨起者名當顴痘朗朗不妨稠密者危○在口兩角出者名監門痘後尤成水泡及瀉○不順先出名脫鬚痘雖蚤充灌終屬危候○痘出紅活光澤粗細一勻者名右痘吉○手足四肢皆有惟身少者名四脘痘凶吉相半若身而皆無者不治○通身皆有足心無者名無根痘須者看周身多少者吉多者凶○上身少下身多者名逆痘主凶○上身多下身少者名順痘吉○上下有而中間少或兩脇多而腹上無腿上下起者名兩節痘危此證當從虛治○胸前獨多名腩心痘多凶加渴瀉者不治○兩

腰每邊一個紫大者或皆紫黑如蚕咬者及未出先見腰疼名折痘五日死○初報痘六七粒成叢數十處皆然者名梅花痘起腫光連成片若有贈痘光澤如珠者吉贈痘亦平塌枯滞者凶　報點周時即痂復又報點如是數番名九焦痘可治若當額地角顴骨心胸手背耳後有一二個黑陷者亦名九焦痘不治○痘粗肥而嬌色艷不能結实名晃痘不可因好看而忽斷為吉急宜調補脾氣否則為漕瀉痒塌之患　痘出而頂有皺紋者名椒皮痘或紋如茱萸者皆不治　中黑陷而四圍灰白者名陷頂痘九日死　初出狀如紋蚕所吃三日後反不見者

名反關痘五日死　痘起黑陷或紫黑中有血疔者名紫
疔痘七日死○痘瘡中有紫黑疔生於額上太氣當心者
名黑疔痘三日死○痘黑而光澤者死不治名賊痘在
背部當顴監門及拘腮鎖口　俱用銀鍼挑破以珍珠散塗
之○初起瘡色淡紫成片者名紫雲痘十日死○痘未
初時時先發驚搐名先驚痘不必治驚痘出自愈若出
而復沒　虽少而不起發者難治若已出而發驚者名逆
驚痘不治○痘起稠密無縫紫黑成片而發搐者名驚搐
痘不出六日死○痘出雖有縫粒密而色昏者名數更痘不
治○痘出不圓不起頂紅根白者名頂紅痘不治○痘空處

有雲頭紅色者名夾癍痘治之而癍退痘起者吉否則凶
痘空處細密有頭粒者名夾疹痘痘稀而疹先退者輕痘
密而疹不退者重 痘出大便秘結而痘瘡朗朗紅活者名
囟門痘不妨 痘瘡不成膿而內瀉痢者名伏陰痘治宜溫
裏 痘瘡紅潤而引飲渴不止及狂言讝語者名向陽痘治當
涼解 痘瘡正出而胸膈高腫內不寬者名結胸痘下之生
遲則死 周身皆收靨若痂巔頂一粒紫大不收者名鶴頂
痘二十日外先發驚而死 亦有周身痂脫正額一點潰而不
歛至月餘依痒破出臭膿聲啞悶亂而死 有周身痂脫頭
上一粒不歛至四七日忽痒甚出蛆聲啞悶亂而死皆鶴之

數也　有收靨脫痂之後忽身發火熱舊靨當愈處重出一番痘跡囊聚腫疼愈加者名梼杌痘此毒畜營衛急宜凉血解毒當慎風寒節飲食否則毒邪攻迫腹脹潰爛陰陽不分而死　痘皮薄破爛者名濕痘大劑補脾燥濕间有生者切禁黃耆以其反助表溼也　痘一出如豆殼水泡兼漿腹瀉不止名水患痘不治　痘起脹而與肉齊平雖有黃痂根血紫滯者名板黃痘亦名延日痘雖痂盡脫而日漸枯涸延至月餘多死　痘四圍平塌澗薄中间一點色白而黑者名嚋痘必死　痘出數粒成叢平塌不起者名蛛蛛痘治之起發分顆者吉否則凶　初起發時瘡頭便帶白漿者名疫痘

不治。痘點見於下頦或耳下眉心，若白頭如瘖漸乾枯倒陷
者名白悶痘，三四日死。若報點如丹漸乾焦紫黑者名紫悶
痘，五六日死。若喘脹衄血便血者名紫悶痘，二三日死。痘
周身皆白內空殼一聯者名蛇殼痘，難治，若變臭者可治。
痘瘡至上漿而潰爛臭不可聞者名臭痘，無妨，臭而裂者爲外
剝，不治。痘稠密不能起發灌漿六七間忽瀉膿血名瀉漿痘，
此痘色多有生者，雖危不妨。痘初出起時光澤至四五日反不起
而伏陷將發虛寒者名伏陷痘，急當扶裏爲主。痘雖起發
灌將漿未足而然干靨者倒靨痘，色多危。痘出即紅忽然
變白更寒顫咬牙者名寒顫痘，急當助表養血，亦須防

過十二十四朝方可無事○若先出紅滓適遇婦人經事所觸而変灰白色者名血靨痘急覓月月紅花或莖葉煎湯調紫草茸末一錢匙入酒釀服之緩則难救

痘諸症

頭疼可治○目閉初起不治八九日無事十三四日凶咳嗽無事氣急初起無事八九日凶○搖頭初起雖凶可治八九日後不不治聲啞初起難治七八日可治痂落後凶兼喘急不治或哭泣聲啞色澤者可治色晦者不治喉疼初起可治痂落後凶○讝語初起重痂落後凶○心胸疼不治○腹疼初起無事痂落後凶○腰疼初起及痘中凶十四日後無事○項不能舉天柱

折雖結痂乾靨二十日外九凶 十脂冷脾虛者可治毒盛者不治 手足疼初起凶八九日無事 足冷過膝不治 眼耳出血不治 鼻衄無事 吐血蘚紅可治紫黑不治 尿血不治 大便血可治 吐黄水腹不疼無事腹疼者凶 吐清水無事 吐臭痰不治 錯喉初熱凶灌漿時妨無 寒顫初起不治七八日後亦不可治 咬牙初起不治起長時凶七八日後可治 泄瀉清白寒也不治 泄瀉黑水臟腑壞也不治 吐蚘初起吐一二条無事多則凶十四五日吐出即死便出多者亦凶 煩渴結痂後凶 不食結痂後凶餘毒盛也

梁小兒四歲發熱二日即遍身發痧肉紅如痧累有一二粒天花之象歪斜于枯唇紫于焦鼻孔紅痒妄語口渴不安二便利險逆之症

羌活三分　牛蒡（炒研）三分　青皮三分　紅花二錢　蟬退（去足羽）二十

荊穗三分　丹參五分　桃仁（炒研）三分　生地（酒洗）錢五分　黃連（酒）來

羚羊角（鎊）三分　犀角二分　紫草八分　木通二分

引加山查錢　地丁錢　燈心錢五分　黃芩（酒炒）　蘆根莖

湯代水煎服

張小兒天花初見點夜則妄語不安

荊穗來　牛蒡（炒研）來　黃連（酒）八分　紅花來

葛根錢　元參二錢　青皮錢　枳殼二錢去核

羌活錢　防風三錢　羚羊角鎊錢　木通錢

引加山查三錢　地丁三錢　葦根水煎服

劉小兒十二歲　天花稠密細碎　六朝無漿　平扁畧起白泡飲單

平西腿一元

薑蚕炒二錢　牛蒡炒研二錢　蟬退去足翅二錢　山甲炙二錢　紅花二錢

桃仁炒研三錢　元參三錢　蜂房炙蜜三錢　蝟皮炙三錢　青皮六錢

荊穗三錢　防風錢　生地錢　石膏煅錢　黃連研錢

引鮮地龍七條　山查錢　地丁六錢　葦根水煎服

劉小兒四歲　天花色淡不安　用歸宗湯下後即安　但色淡不脹

唇淡身不熱之症兼有空泡雜于身腿之間

製黃耆三錢　熟地五錢　元參三錢　蟬退十五個(去足翅)

當歸身三錢　牛蒡(炒研)錢半　土通錢半　蜂房(炙)錢

山查肉(炒)三錢

引加生薑三片　水煎服

方小女兒八歲週身稠密平扁不渴唇干服歸宗湯下後膠粘身不熱

安靜不脹色不紅四朝無漿

芥穗三錢　元參三錢　蜂房(炙)三錢　生耆三錢

牛蒡(炒研)三錢　蟬退(去足翅)三錢　山甲(炙)錢半　當歸三錢

熟地五錢　人中黃錢　地丁三錢　山查五錢

引如葦根八寸 水煎服

陶小兒八歲天花甚密兩腮一片前三日忘語煩躁用歸宗湯川年丹 石羔丹 黃連 羚羊 犀角 等症狀瀉減皮薄嫩無漿身不甚熱不大渴

生耆三錢 熟地六錢 元參三錢 蜂房炭二錢
歸身三錢 牛蒡二錢炒研 萹蓄二錢炒 山甲炙
芥穗二錢 蟬退一錢 山查五錢

引如葦根八寸 水煎服

陳小女二歲天花稠密色淡無漿今已四朝

生耆五錢 熟地四錢 蟬退十二个 蜂房炭五錢

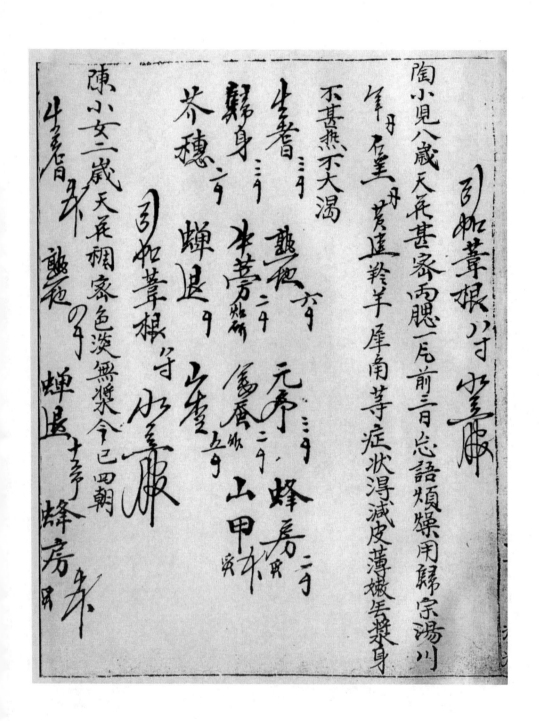

歸身一錢 荆芥穗一錢 山甲三分炙 鶴蝨一錢

赤芍一錢 紅花八分

引加葦根一尺 水煎服

傳小兒八歲二月初旬出天花蒸熱一日即見點兩腮紅赤之甚按

之活動周身稠碎忽語夜則煩亂口不大渴唇燥用歸宗湯

川軍加八錢三劑仍此湯川軍三錢二劑大便行三四次天花今

已三朝兩腮仍無窠粒用針做過即一片同起見漿週身不起仍

用歸宗湯加蜂房山甲猬皮托之仍不起脹不欲食又加生耆二錢

不效減之復前後心鋪紅釋溢今已八朝面部將靨仍不食惟治鋪

紅為要今微似有漿平扁聲音洪亮

小生地二分　黃連一分研　連翹三分　地丁二分　丹皮三分
赤芍三分　黃芩三分　山查一分　麥冬三分
羚羊角二分　蟬退十二个　青蒿　杭芍生三分　山梔研三分
引加葦根　水三盅
此方服至十四朝加菊花三分　双花三分　以此而漸愈
李小兒六歲素脾壯發熱二日即週身均匀見點平扁紫色而顴紅
亦神氣清爽夜語唇焦腹脹不大渴
羌活三分　牛蒡炒研三分　青皮三分　桃仁炒研三分
芥穗三分　石膏三分　紅花米　羚羊角二分
黃連研一分　滑石五分　黃芩三分　木通二分

另加山查二錢 地丁五分 煆石羔一錢 葦根共煎湯代

水煎續服

黃連 桃仁 羚羊角（去夜譫色紫顴紅之症 恐日後焦黑） 青皮（回乎扁之病氣 痲不遠）

石羔（回唇焦倒之症 恐日後鐵唇）

服二劑三朝仍不起發面現光亮大便日行二三次飲

食少喘又加

生地五錢（酒洗） 丹皮二錢 山甲三分（油浸土炒） 服此藥收靨而愈

謝小兒五歲而出痘語頭現點紫色若痂用歸宗羚羊角芩連

川軍而解兼以唇焦口渴不多不甚起脹脹者珠殼空泡色

淡皮軟大便日行二三次食不思遍身頭面破損

生耆三分　黄芩三分　地桂五分　蜂房二分　地丁三分
歸身三分　熟地七分　蟬皮炙錢　芥穗二分
羌活川二分　山查五分　山甲炙五分　僵蚕二分
引加燕窩根三分　水煎

蔣　小兒四歲初出點粒光壯初氣清爽紫色稀踈
芥穗錢　僵蚕二分　青皮三分　山查三分
生地鮮二分　蟬退七分　紅花錢　地丁三分
阿膠三分
引加葦根　水煎

韓　小女五歲天花見點二天點隱現不清兼有譫語不食等症

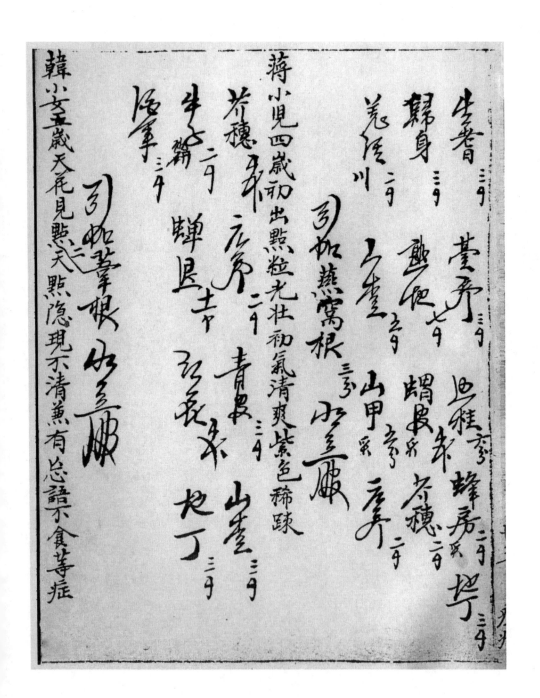

芥穗 分　生地 錢半 炒斷　蟬退 十个　紅花 錢半
羌活 分　元參 錢半　青皮 二分　羚羊角 錢半
黃連 研 分　酒軍 三分　山查 三分　地丁 二分
引加葦根取[illegible]續服

張小兒八歲忽身熱神即昏憒舌刺如煤脣口焦黑身上如針刺血癍紀其數溺血鮮紅肉瞤筋惕有若驚悸固知其痘趨百殺而然第此惡象宛然一悶痘氣象斷非輕劑可挽也

羌活 三分　生地 二分 炒斷　[illegible] 二分　蟬退 十个 去翅
芥穗 二分　元參 三分　青皮 三分　川軍 五分
石羔 煅 分　生地 分　連黃 薑炒 二分　丹皮 分

引加山查 廾 地丁 丹 葦根 水煎服

錢女五歲罕時內熱瘦骨如柴仲夏出痘熱炎熾腹疼異常身體不能轉側口穢噴人紫滯稠密但不細碎惟幸初朝毒火雖惡尚未有定位

荊芥 二分 牛子 炒研 二分 紅花 二分 桃仁 沽研 三分

川羌 四分 石羔 煅 七分 青皮 三分 生地 六分

葛根 二分 元參 三分 黃連 錢 分 地龍 七條

引加山查 三分 地丁 三分 葦根 水煎服

痘異症

夫痘有似凶而吉者似吉而凶者不可不辨如諸症不起而天庭曉星（星）起顴者吉諸症壯起而天庭曉星不起凶〇諸症不起而太陽獨氣（起）者吉諸痘（痘）壯起而太陽不起凶（者）〇諸痘不起而耳邊方圓寸許獨起者腎經旺也吉諸症壯起而耳邊方圓寸許不起者腎經敗也不治〇遍身俱起灌惟左耳下外面有二三粒不起灌者肝腎毒盛定作唇裂齒乾宜急救之〇凡頭面四肢密者為斂若得地角有數粒如珠者為順〇諸痘俱好地角獨伏陷乾枯或灰白不起者為逆〇痘遍身俱陷惟尻骨飽滿如珠者此腎臟有權補托灌漿即愈

面部俱俙而鼻梁左右窓如蠶種者毒聚於胃也危面部俱稀而口角有黑豆一粒獨大或兩邊有兩粒者為𢈔門豆初起不救五六日不治○痘出遍身稀踈惟項下稠密一片至顋者名鎖項托顋不治若喉頸太多者急宜山豆根牛蒡元參木通甘桔芎歸生地荆芥輩治之遲則毒結咽喉不救矣○初見標時胸上臍下有中間一截無者此脾胃虛急用參耆歸芷厚朴紫草木通防風輩救之七日之外難矣○痘出遍身斑斑成片如打傷痕者不治○痘標即完手足胸背俱多而頭面無者氣血不能上升也急用升麻芎歸甘桔防芷藿葉前胡加姜服之五日後不治曲池生癰而若遍身稀者不在此例○初起更

如录豆兩三日大如碁子其痘根頂全無血色比衆獨大按之虛軟曰賊痘四五日出血而死　痘出數十粒成塊肌肉結硬中有大者曰痘母此血凝毒盛急須挑硬内服真人解毒湯外用綿臙脂煮熱敷之敷之肉不柔和者不治　頭面無空平塌色白俗名蛇皮此乾枯不能作漿至十一二日必危若得發臭而剝裂者可治　初標紅潤至四五日忽變伏陷此為藥悪急扶表裏　痘雖肥滿而内實乾無血者死　痘中有凹四邊時起明亮堅硬漿板不化形如石血者不治　痘瘡生蟲皆濕熱所化毒流皮膚也雖冬亦有之以柳葉鋪下令兒臥上則蟲自死無柳葉時預收乾者為末香油調敷亦效　初出血點其色紅紫遍身點朱者六日死

血泡脇熱而漿肥滿刺泡血紅急以犀角地黃湯加白芍治之血黑不治 ○痘本稀少四五日起發六七日收靨當痂乾而赤九日出痂落此氣血充足毒少故隨出隨痂不及作膿也最佳 ○瘡雖起發四畔又出小痘攢簇如粟米不待長養灌漿必加搔痒而死 ○瘡頭有孔膿水漏出堆聚乾結或清水自破水去乾黑者不治 ○痘發漿泡而人中平滿唇翻腹脹氣急者不治 ○痘發潦漿泡切忌損破漿臭後猶或可治破則不治 ○形如痘殼灰白全無血色擦破血出無膿不治 ○痘已出齊紫色不起不漿如薄葉貼於肉上者不治如微微高起爬出有血急以涼血解毒之劑救也 ○黑痘多屬血熱本為惡候然形狀多端宜隨症解

救紫黑點子隱於皮膚間者用人牙燒灰豬尾血酒釀調五七分量
人大小與之初出便見黑點急用紫艸茸三分酒煎服或形如痣或
如牽牛子或如煤炭或青紫成塊皆為寒閉熱毒宜化毒凉血
荆芥蟬退紫艸元參木通連翹救之熱甚加黄連黑而數
者氣弱毒盛也保元湯加紫草已上諸症竭力圖成或可十全一二
也近看如莧參花遠看如臙脂色清不能成漿者不治先見點一
二點於面部或口唇上下周身俱無如常起脹灌漿收靨此為報痘不
知者以為本痘稀少以火照之紅點隱隱於肌肉之內急宜托裏解
毒其痘齊出否則頤下發癰毒而成不救之症也

痘逆症

痘瘡不治之證總勉強用藥終無生理初出時從天庭司空太陽印堂方廣等處發出或如蚕種或如魚膘或如黕朱酒墨漆青或黑暈紫班或肌肉有成塊處或有青肐膡或紫黑乾枯或遍身有瘰疹或如玳瑁或頭面一片如臙脂或初出紅点帶紫或夾班如錦紋者俱危於四五朝遲則不過六七朝若見青班者頃刻危矣〇普遍身不起俱發紫黑班點点或初起頂陷連內通紅或如沸無縫或薄如竹膜摸之便破或如蛇殼如臭皮頂陷如羊眼赤亮如湯泡火燒或腰腹作疼上下出血或如糍糕成片連貫眼合無漿者俱危於七八朝遲則不過十朝也〇若四五日間面目浮腫而瘡不

腫其痘黑陷紫陷或灰白或黄紫泡水泡痒塌者危於十二朝其治

刺破出黑血黄水者不治 若四五日諸痘未灌漿唇上有瘡先黄失

於針者不治 若五六日内痘白面腫光亮如水根脚不紅或声啞氣

急或鼻陷噧或目閉忽闹露白無神不省人事者不治 若五六七

日不能灌漿但空壳乾枯全無血水搔破無膿血而癢塌者十二死有

膿血者不死 一二日根窠不分紅腫如瓜或如冷粥結面或如胖

蚕之形或如油光黍米内有紅紫或頂陷有眼如針孔紅紫黑煮

治 若兩頰兩頤多致成瓜如塗朱者此肝乘脾當十二朝不食而

危 若七八日闹陷伏焦紫乾枯不能灌漿或咬牙寒顫儼語狂

煩悶錯喉在七日前見者難治或目闭口中臭爛或涎延及内

外者不治　或七八日後腹脹氣喘有痰如拽鋸啼哭不止者方止啼哭者不治　或嫩薄易破抓塌成并堆垛如鸡屎泄瀉不止者不治或瀉下如豆汁或便膿血或乳食不化痘爛或口鼻唇焦或目閉反開者不治　或不食硬氣如欲大便狀或胸高突起神昏悶乱或舌卷囊縮咽痛不食或蹉脚不伸或憎寒四肢逆冷或目閉腹疼厥冷过膝或先痘發驚連發搐不止及痘後慢驚目無神而色青者皆不治　當靨痒塌無膿皮如血殼者必發寒顫咬牙口噤而死　婦人經水不止或墮胎下血身大熱不退者並不可治凡發熱頭溫足冷昏悶如癡渴飲不止者其痘必危凡腰下見点腰上不出不治　凡斜視其点如橘皮不分地

馬小兒八歲南方人十月間患痘平素瘦弱父母皆逝從祖父度日一日周發熱二日一齊湧出天庭兩腮一尻服歸宗湯四日平扁無漿幸而太陽耳邊下頦略見漿意本方加山查鮮地龍山甲蜂房猬皮略見起脹又吐死蟲一条五寸許黃色口穢渴而流血水肛門亦流血水又加生地丹五分黃連石羔今已八朝血水亦止口渴略減面有結痂但痂薄損太多以防餘毒之患故又用

生地丹 麥冬四分 青皮四分 川連炒一分 淅貝母二分

桔梗三分 赤芍三分 黃芩三分 蟬退五只 [illegible]二分

人中黃 山查五分 地丁五分

用加化毒丹二分冲 蘆根一尺 同服

方小七歲天花見點細碎稠密妄語唇赤等症

芥穗二子 牛蒡三子（炒研） 青皮三子 蟬退十个（去足） 紅花 文

羌活二子 广参三子 山查五子 黄連二子（姜炒） 羚羊 文

防風五子 黄芩二子 地丁五子

引加蘆根水煎服 兑黄酒少許

天花初朝稠密細碎平扁唇燥等症

川羌二子 广参三子 紅花二子 蟬退十五个（去翅）

芥穗二子 牛蒡三子（炒研） 青皮三子 川軍五子

山查五子 地丁五子 黄芩三子

引加黄酒蘆根水煎服

天花二朝稠密細碎形嫩

芥穗二分 元參一三分 青皮三分 蟬退末

川芎一分 牛子三分炒研 紅花二分 歸尾末

生地五分 山查五分 地丁五分 防風三分

引加葦根黃風水煎服

天花三朝稠密細碎幸而頭面畧見清漿

小生地二分 牛子三分 蟬退末 紅花末

芥穗二分 元參一三分 青皮三分 歸尾末

山甲炙三下 蜂房分 防風三分 葛根炙三分

引加山查五分 地丁五分 葦根黃風炒錢 水煎服

天花四朝稠密细碎平扁晦暗

生地七分　牛子三分　蟬退二分　青皮三分

芥穗二分　紫草三分　紅花分　蜂房二分

山甲一錢　归尾一錢　人中黄一錢　黄芩三分

司姑崖五分　地丁三分　羚羊三分　茅根用[illegible]

天花五朝稠密平扁皮薄形軟不渴身不熱、寒凝形此險中

險症

薑蚕分　芥穗二分　生耆一錢　蜂房二分

當歸二分　蟬退二分　熟地五分　山甲一錢

紫草三分　木通一錢　人中黄一錢　紅花一錢

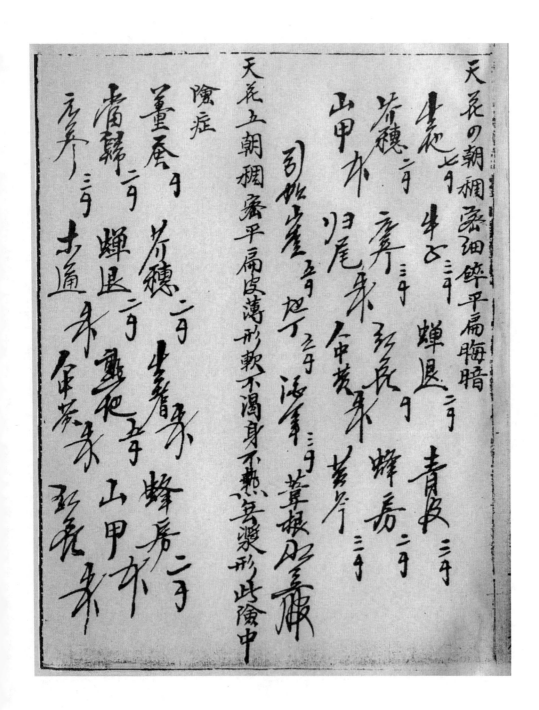

引加山查五分 地丁三錢 化毒丹二粒冲 蘆根一兩

天花六朝形粒已脹但皮薄漿稀稠密

殭蚕二錢 牛子三錢 蟬退二錢 生耆二錢 山查五錢

荊穗米 紫草三錢 蜂房二錢 當歸二錢 地丁五錢

蘇梗五錢 山甲炒 牛黃米

引加江米 蘆根一兩

天花七朝漿二分振損太多恐毒為患

生耆二錢 蘇梗八分 紫草一錢 蜂房米

蟬身二錢 殭蚕炒二錢 荊穗二錢 黃芩三錢

山查炒五錢 蟬退一錢 紅花米 广羡三錢

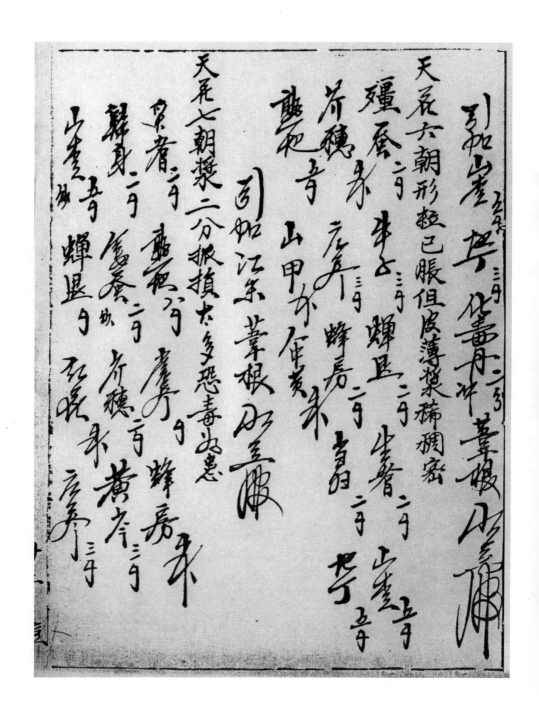

前加化毒湯三下冲入紫草根水煎服

天花八朝

穿山甲二錢 鮮地八錢 僵蠶二錢炒 芥穗末

歸身二錢 蒡子錢 赤芍三錢 蟬退錢

紅花二錢 黃芩三錢 山查五錢炒 連翹二錢

前加浙貝末 人中黃錢 水煎服

天花九朝周身已豐但痂薄以防餘毒之患

穿山甲二錢 鮮地八錢 赤芍三錢 紅花三錢

歸身二錢 蒡子錢 貝母二錢 黃芩三錢

芥穗二錢 連翹三錢 菊花二錢 山查五錢

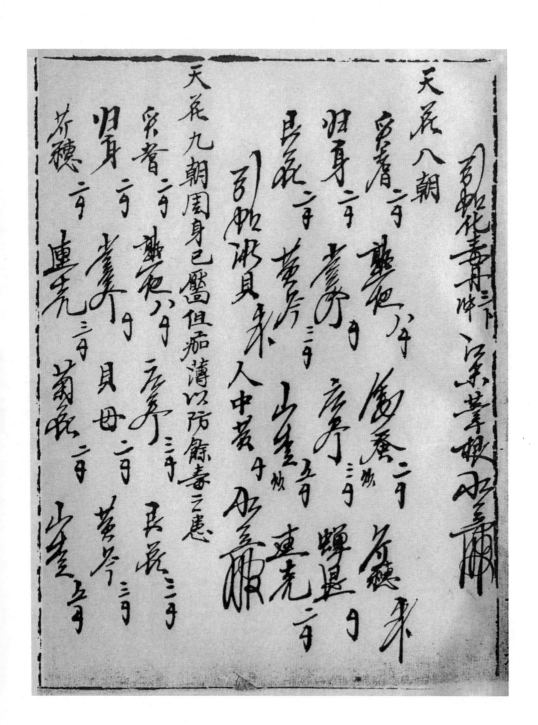

引 松柏化毒丹三分沖 玉簪 [illegible]根

天花十朝

赤苓二錢 生地五錢 銀花二錢 連翹三錢

归身泡洗二錢 牛蒡錢 菊花三錢 黃芩三錢

全蠍錢 山查五錢 白芍三錢 荊穗二錢

引 柳下[illegible]三錢 [illegible]根 化毒丹沖

天花十一朝

銀花二錢 元參三錢 當歸二錢 連翹三錢

菊花二錢 生地五錢 蟬退 土貝 山查五錢

貝母二錢 赤芍二錢 荊穗 丹皮 黃芩三錢

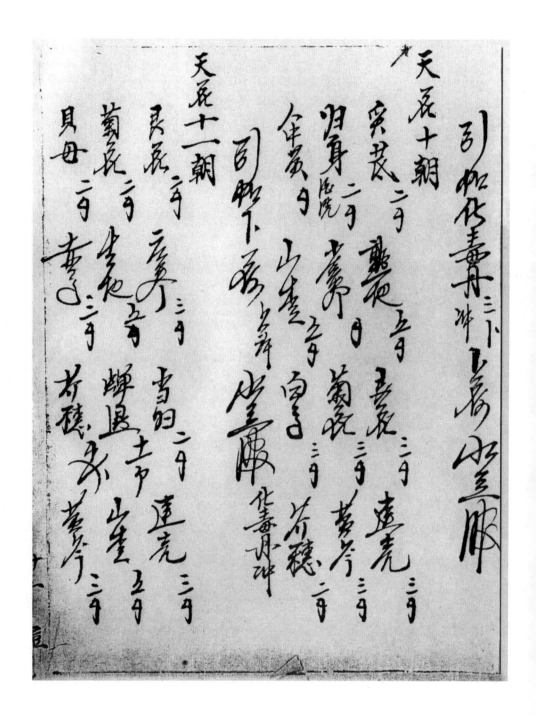

同前上方加參三服　此係先實後虛之痘症

第貳拾

瘟毒
感冒
寒熱
腫
虛勞
腿腰疼
中風
和胃

麓人孫氏醫案卷貳拾本

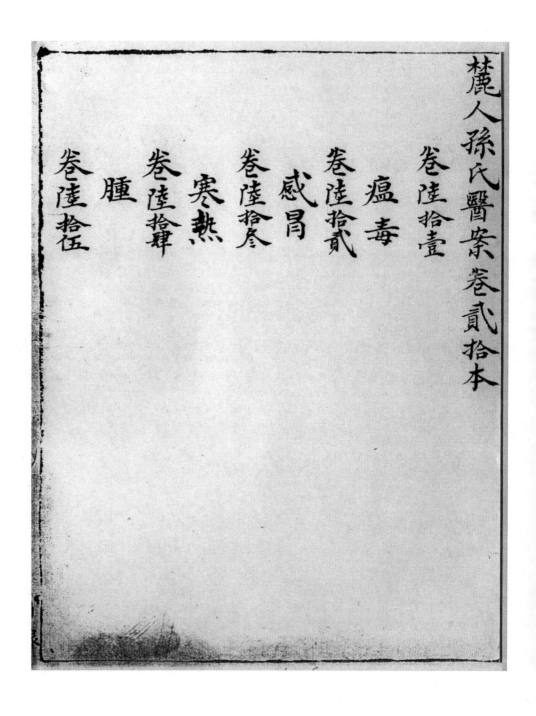

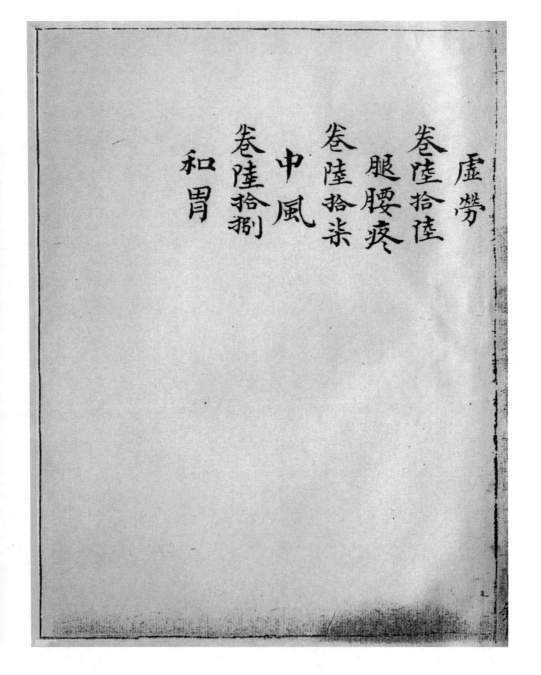

麓人孫氏醫案卷陸拾壹

山左歷邑麓人孫起舜纂述
男　壽亭孫懋齡參議
侄　慎亭孫懋修抄訂

瘟毒

一女十七歲皮肉紅赤發熱惡心不食六脈沉雜

荆芥二分　牛蒡二分　浮萍末　生地五分
防風二分　元參三分　蟬退九個　赤芍三分
連翹三分　黄芩三分　羚羊末　甘草分

引松蘆葉之類　水煎服

入血室

一女十七歲感受瘟毒而時厥昏不省後憎寒壯熱因不利而兩臂皮肉紅赤服清涼疏解入羚羊晝日熱減臂紅退去大半脈交酉時即兩腮紅赤即暑熱至戌時漸熱而深長語不安煩燥到丑時之後熱漸退而安六脈沉滑而雜唇紅舌苔胎五六日未行大便

柴胡二分 陳皮二分 杏子三分 桃仁三分
黃芩二分 生地五分 當歸二分 枳實三分
川芎三分 明粉二分 甘艸分
引加蘆蒿少許 水煎服

一女十七歲忽然出瘂不性人事通宵得喘方醒週身出疹肉皮紅

咽疼憎寒壯熱六部浮數而雜

荊芥二錢　廣皮三錢　連翹二錢　赤芍三錢

防風二錢　牛蒡二錢　生梔三錢　蟬退七分

黃芩二錢　羌活禾　甘艸二錢

同批葱葉六許水煎服

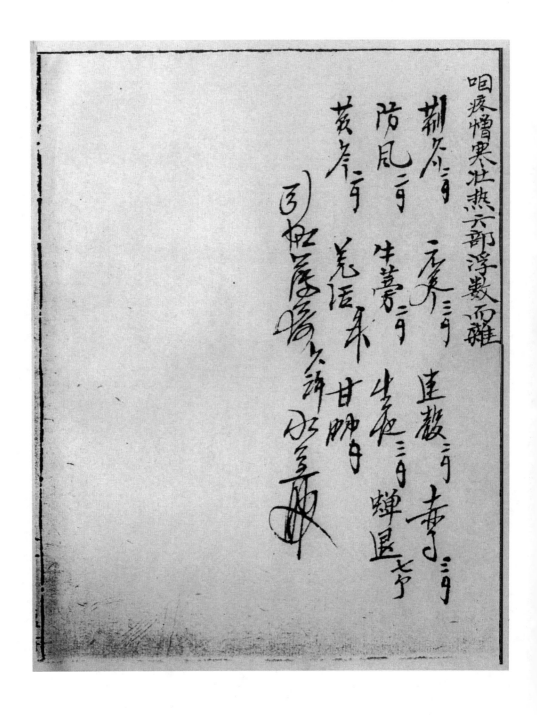

麓人孫氏醫案卷陸拾貳

山左歷邑麓人孫起舜纂述

男壽亭孫懋齡參議

侄慎亭孫懋修抄訂

感冒

一女八歲。發熱腹脹。咳嗽食少便溏。

豆豉二錢　腹皮錢半　前胡錢半　甘草錢

青蒿二錢　枳殼錢半　建曲錢　竹茹錢半

山查錢　藿梗錢半

引加生薑片　水煎服

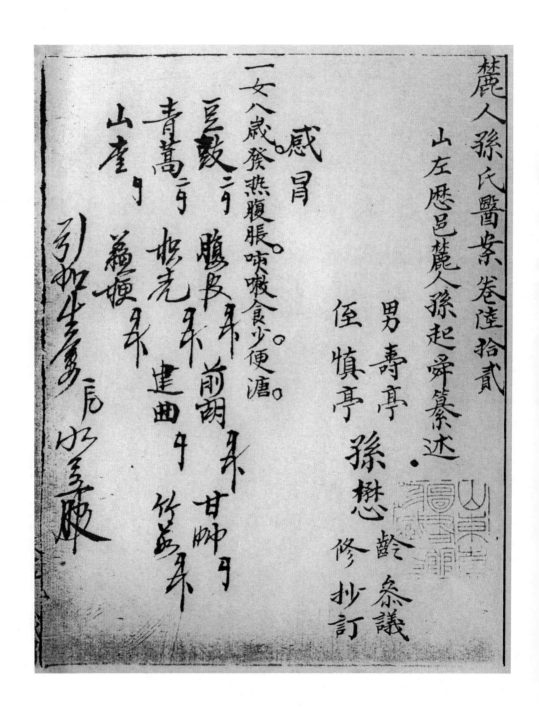

一小兒四歲。發熱咳嗽腹脹不食日晡寒熱面赤更甚。
紫蘇錢 法半錢 杏仁錢 知母錢
枳殼錢 明粉分 前胡錢 花粉錢
桑皮二分 甘草分
引枇杷葉六許 水煎服

一女三歲咳嗽兼咽喉不利症
元參錢 前胡二分 杏仁錢 川貝分
牛子二分 蔞二分 桑皮二分 黃芩分
甘草分
引枇杷葉六許 水煎服

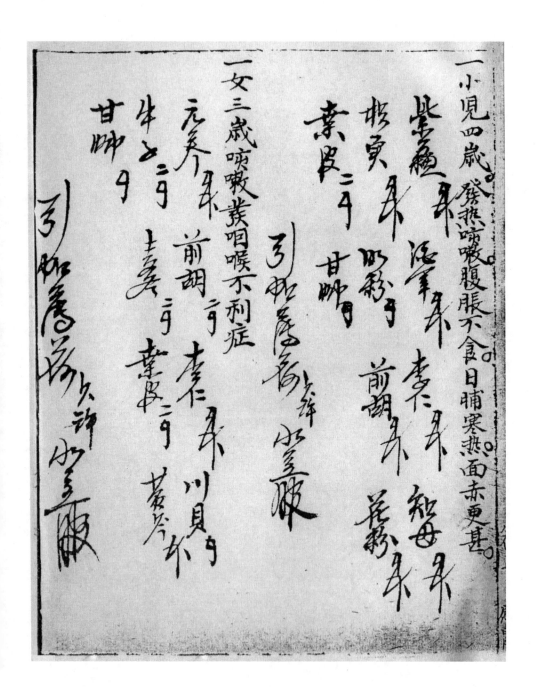

一氏二十餘歲感寒憎寒壯熱傷胃胃悶惡心六部浮

羌活二分 山查三分 柴胡二分 枳殼三分

紫蘇三分 神曲二分 茯苓一分 陳皮錢

半夏一分 甘草一分

引加生姜二片 葱白三寸 水煎服

一氏七十餘歲常有心悸不寐之症偶覺憎寒壯熱六脈俱浮滑而大

小橘紅八分 茯苓二分 丹皮一分 豆豉三分

半夏法一分 麥冬錢 首烏三分 干椹五分

香附八分 甘草一分 青蒿錢 陳香元錢

引加蓮梗八分 水煎服

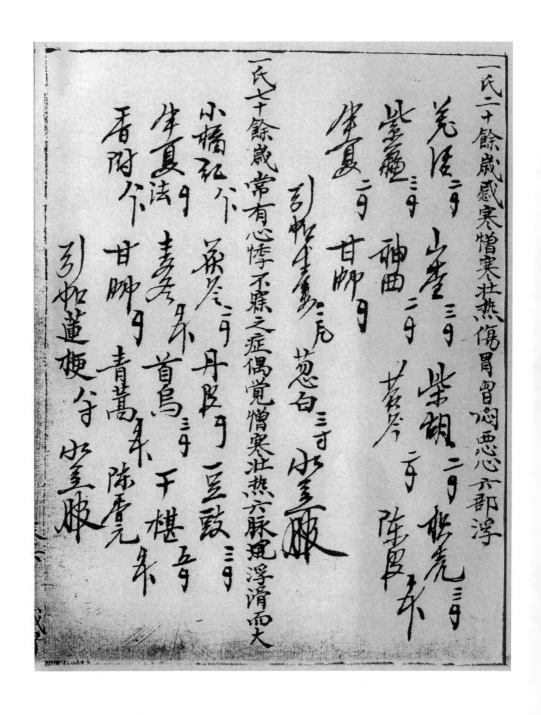

一氏三十餘歲憎寒壯熱頭疼惡心胸悶天癸正期將止未止

當歸三錢　陳皮二錢　半夏三錢　只殼三錢

川芎二錢　茯苓三錢　柴胡二錢　甘艸錢

蔓荊子三錢　藁本二錢

引加生薑三片　水煎服

一氏六十餘歲素心神不交倏感風寒以致憎寒壯熱心悸等症

豆豉三錢　陳皮錢　棗仁炒　建曲二錢

藿梗二錢　茯神三錢　枳殼二錢　甘艸錢

引加蓮梗尺二寸　水煎服

一女八歲胸悶腹脹不大便頭疼身熱

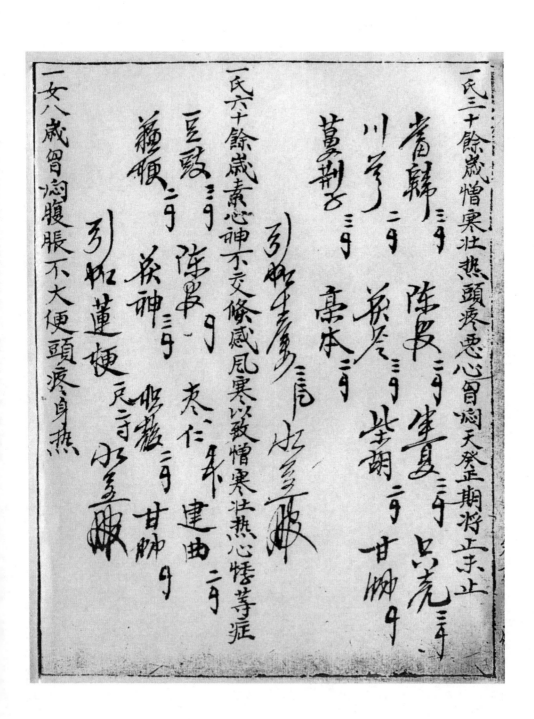

羌活钱　黄芩八分　山查二钱　陈皮二钱
紫苏梗钱　枳实钱　枳壳二钱　腹皮钱
甘草分
引加生姜二片　水煎服

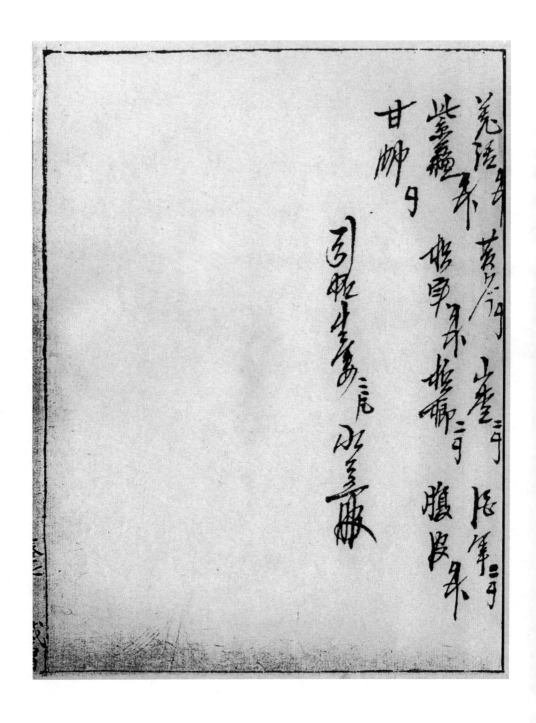

麓人孫氏醫案卷陸拾叁

山左歷邑麓人孫起舜纂述
男　壽亭　孫懋齡　參議
侄　慎亭　修　抄訂

日晡寒熱

一氏三十餘歲因子懸憂思天癸過期數日晚上憎寒夜壯熱口干兩寸濇沉急心悸

當歸三錢　佳朮三錢　柴胡二錢　生地五錢
棗仁三錢　茯神三錢　丹皮三錢　骨皮三錢
甘草錢

一氏二十餘歲先感冒寒熱頭疼咳嗽已發汗出晝日微熱午後憎寒壯
熱頭疼六部沉濇夜熱則甚寅而即退

生地五分　川芎二分　白芍三分　羌活二分
柴胡三分　地骨皮三分　當歸三分　藁本　分
葛根　茯苓三分　丹皮三分　甘草　分

引加生姜三片　大枣二枚　水煎服

一氏三十餘歲有小兒五歲乳少發经閉四月日晡憎寒夜熱六脉沉细

當歸三分　羌活三分　柴胡三分　元胡三分
白芍三分　茯苓三分　香附三分　桃仁三分

引加生姜三片　大枣二枚　水煎服

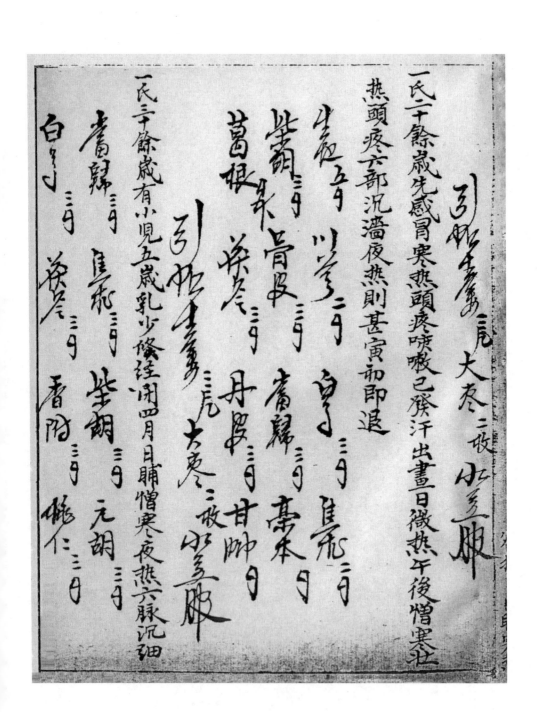

枳實三分　玉金二分　甘草分

引加醋炒黑豆五粒　水煎服

一氏三十餘歲日晡憎寒夜熱服參耆二劑盡夜皆熱心悸六脉沉

當歸二分　茯神三分　柴胡朱　骨皮三分

杭芍三分　[illegible]二分　丹皮三分　龜板四分

甘草分

引加生薑三片　大棗二枚　水煎服

一氏三十餘歲日晡憎寒夜熱咳嗽咽喉疼會厭後爛破白色六部

沉細而數形枯心熱不渴

東沙參三分　五味三下　山藥炒三分　寸冬三分

大生地五錢 茯苓三錢 澤瀉一錢 天冬三錢
鹽炒黃栢錢 丹皮二錢
引加童便一杯 水煎服

一氏三十餘歲日晡憎寒壯熱夜甚早止
當歸三錢 紅花三錢 柴胡三錢 骨皮三錢
白芍三錢 茯苓三錢 丹皮二錢 甘草二錢
引加薑皮一杯 水煎服

一氏四十餘歲日晡憎寒壯熱服參耆晝更發熱食少
生地五錢 杭芍三錢 茯神三錢 骨皮三錢
當歸三錢 紅花三錢 丹皮三錢 柴胡一錢

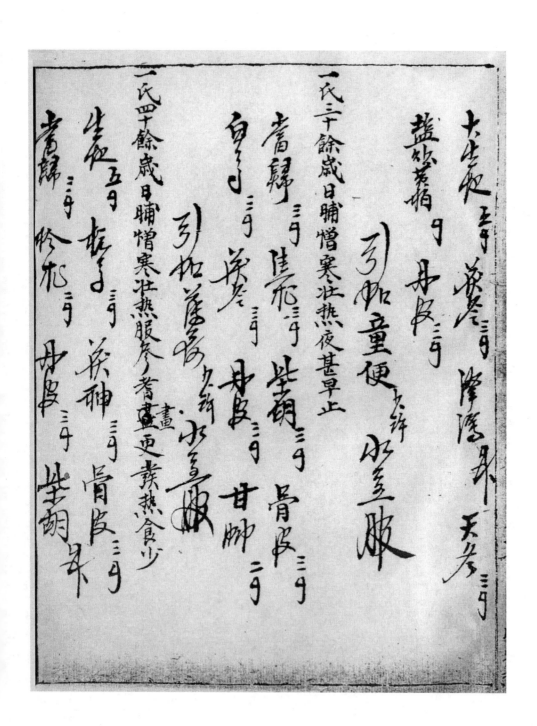

茯苓三錢 陳皮半錢 甘草四分
引加藕節三塊 水煎服

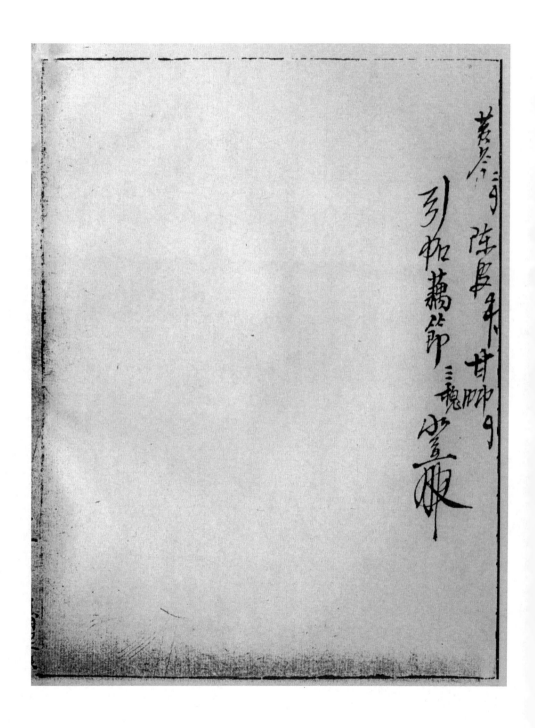

麓人孫氏醫案卷陸拾肆

山左歷邑麓人孫起舜纂述

男　壽亭孫懋齡

侄　慎亭　　修　參議

腫部

一男六十餘歲瘧痢後週身浮腫腎囊腫大大便溏小便利兼以澗以日瘧疾飲食少六脈沉細

蒼朮三錢　茯苓皮五錢　冬瓜皮三錢　薏米五錢

於朮三錢　陳皮二錢　[illegible]　腹皮三錢

甘艸錢　半夏三錢

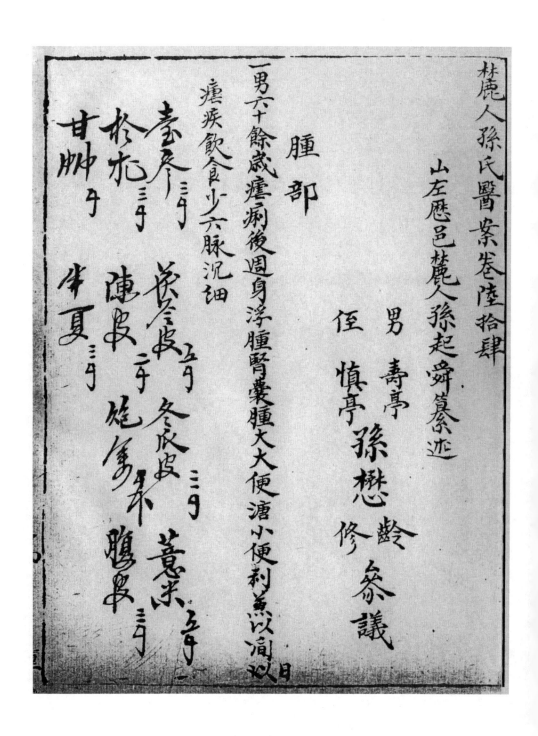

引加干姜皮朱　水煎服

一男十六歲新娶後憎寒壯熱左耳不發頤微腫因新娶寒藥不敢過用發散清解更腫益甚大便四五日未行素日飲食無拘六脉沉雜

枳實三錢　牛蒡三錢　青皮二錢　羌活二錢

荊芥三錢　赤芍三錢　柴胡三錢　澤瀉三錢

防風三錢　甘草一錢

引加生姜三片　水煎服

一男五十餘歲週身作腫畢凡腫腹脇腫大小便短赤

甘遂三錢　大棗十個　大鯉魚一尾

斤許破腹將藥裝入內水煮熟飲湯吃魚大下水二三盆

漸愈

一小兒右耳下發頤腫大發熱不食
荊芥二分 牛子二分 柴胡錢 羌活二分
防風二分 赤芍三分 黃芩錢 葛根二分
甘草分
引加卜蔔少許 水煎服

一氏二十餘歲先面腫後遍身腎囊皆腫小便短少六脉皆沉
白朮三錢 澤瀉三分 半夏三分 檳榔三分
茯苓皮五分 豬苓三錢 桑皮三分 冬瓜皮三分
引加薑皮錢 長流水煎服

一氏五十餘歲孤獨一人兩臂腫疼手伸屈不便足跟夜疼腿行不便六部沉

緩

當歸三分 白朮三分 黃芪二分 首烏六分

赤芍三分 茯苓三分 桐皮二分 木瓜三分

桂枝錢 生姜分

引加老瓜嘴三分 水煎服

一氏六十餘歲左手臂腫疼肢脹動轉不靈六部沉緩

當歸三分 黃芪二分 炙耆三分 桂枝二分

赤芍三分 桐皮二分 附片錢 木瓜二分

茯苓三分 生姜錢 羌活錢

引加生姜二片 水煎服

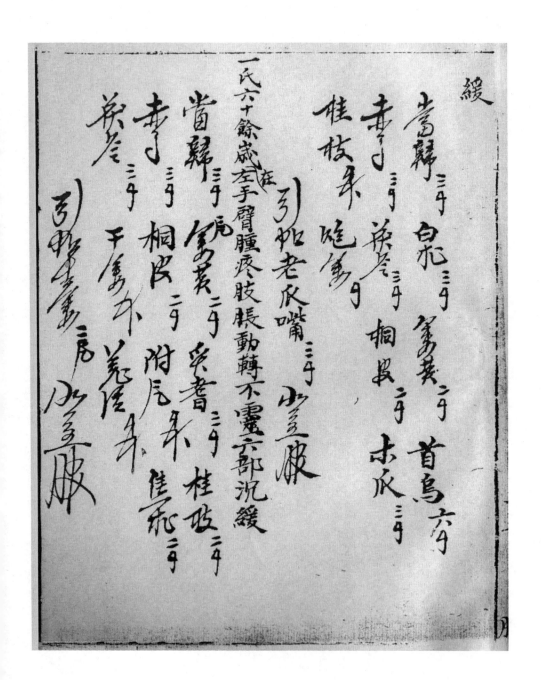

一氏四十餘歲倏手足腫赤作疼不能動轉覺熱

當歸三錢　黃芩三錢　防風二錢　桐皮二錢

赤芍三錢　荊芥二錢　枳子二錢　蒼朮二錢

羚羊一錢

引桑枝大許　水煎服

一氏六十餘歲倏憎寒壯熱左肩膊不得動搖致肩尖起腫塊肉色按之則疼甚動搖矣是　外用紅指甲桃樹黃根搗敷

當歸三錢　乳香二錢　沒藥二錢　皂刺二錢

赤芍三錢　青皮三錢　山甲炒　荊芥二錢

柴胡二錢　羌活二錢　防風二錢

引加葱白三寸水盅服

一氏孀五十餘歲條而感寒憎寒壯熱遍身皆腫小便短大便如旧右脈浮大不渴

紫蘇三分　羌活三分　半夏三分　蒼朮三分

桔梗三分　澤瀉三分　木通二分　陳皮二分

大腹皮三分　茯苓皮五分　猪苓二分

引加車前科母常流水盅服

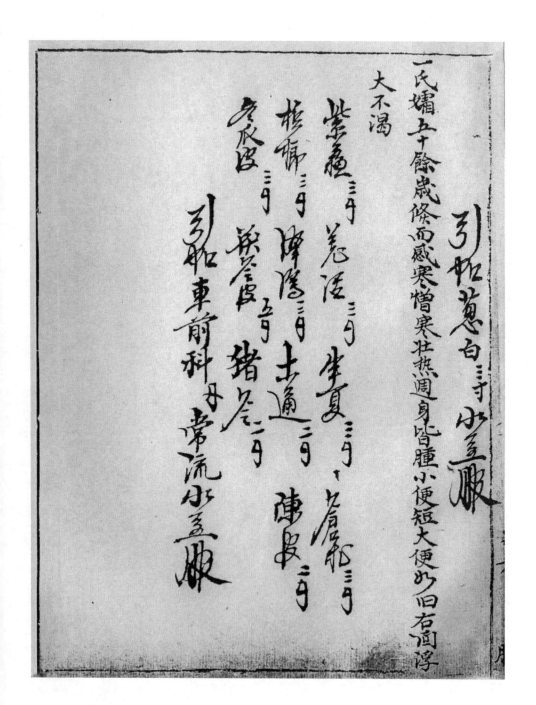

緩
當歸三分　白朮三分　姜黃二分　首烏六分
杜仲三分　茯苓三分　桐皮二分　赤苓三分
桂枝尖　炮姜分
引加老瓜嘴三分　水煎服

一氏六十餘歲在左手臂腫疼肢脹動轉不靈六部沉緩
當歸三分　片姜黃二分　炙耆三分　桂枝二分
杜仲三分　桐皮二分　附片尖　焦朮二分
茯苓三分　干姜尖　羌活尖
引加生姜二片　水煎服

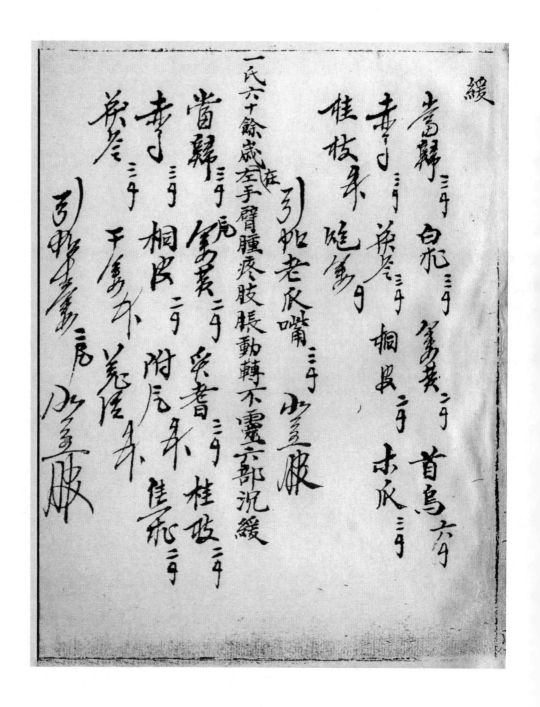

麓人孫氏醫案卷陸拾五

山左歷邑麓人孫起舜纂述

男 壽亭 孫懋齡

姪 慎亭 修 叅議

陰虛勞碌

一男六十餘歲出外遠歸素有咳嗽之症忽倦惰神困乏力大便似痢六脉沉濇而雜歎

製耆三錢 白芍三錢 茯神三錢 柴胡八分

歸身三錢 白朮三錢 棗仁[illegible] 葛根[illegible]

陳皮[illegible] 甘艸錢

一男六十餘歲素有咳嗽久病因出外撓帰加以氣滯痰窗以喘咳無力不能起床而脉沉急而雜

生地五錢 天冬三錢 浙貝二錢 橘皮三錢炙

麥冬三錢 花粉三錢 桑三錢 百合三錢

甘草錢

引加生薑三片 水盞服

引加荸薺汁一鍾 水盞冲服

一氏二十餘歲血枯勞咳嗽吐涎熱在夜自汗食少形体枯敗右三部浮洪而急

山藥六錢 麥冬二錢 扁豆三錢 浙貝二錢

茯神三錢 丹皮三錢 膠珠一錢 百合三錢

五味子 甘草一錢

引加生姜三片 水煎服

一老嫗八十餘歲因憂孫得病不愈夜不得寐食飲無節技頭暈惡心耳鳴目常欲閉六脉沉微

炙黃芪三錢 台參三錢 茯神三錢 升麻五分

當歸身三錢 於朮三錢 棗仁三錢 柴胡五分

生甘草一錢 半夏一錢

引加姜三片 水煎服

一氏孀三十餘歲鼻出臭膿右半邊頭空作疼畏寒齒動六

脉沉芤
大熟地六錢　当归三錢　炒山茱三錢　山萸肉三錢
川芎三錢　白茯苓三錢　安邊桂五分　台參三錢
生甘草一錢
　引加姜三片　大枣二枚　水煎服
一男三十餘歲常暈自下衝上六脉沉大
何首烏六錢　山藥三錢　建澤瀉三錢　山萸肉三錢
茯苓三錢　代者石三錢　杭白芍三錢　丹皮三錢
塩炒黄栢一錢五分
　引加青塩一撮　水煎服

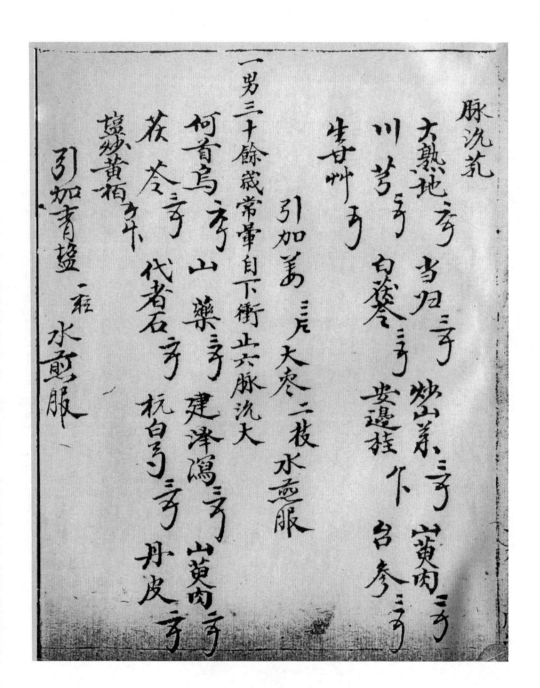

一氏五十餘歲素多病心悸自汗帶濁之症忽夜左上齒作疼白晝少安吃飯昨疼覺頭下有熱上衝六脉沉細而數

大熟地五錢 當歸一錢五分 炒山藥三錢 山萸肉一錢五分
白芍生三錢 白茯苓三錢 建澤瀉一錢五分 丹皮二錢
鹽黃柏一錢五分

水煎服即愈

一氏二十餘歲天癸五月未見咳嗽面脚腹腫脹面黃白目浦寒熱大便溏瀉六脉沉微

當歸三錢 白朮三錢 柴胡一錢 丹皮二錢
白芍三錢 澤瀉二錢 玄參二錢 茯苓三錢

青皮三錢 甘艸一錢

引加煨姜一塊 水煎棗三枚 服

一氏婦四十餘歲事多勞碌心悸頭暈耳鳴背陳作脹之症

六脉沉細

製黃芪五錢 台參三錢 升麻五分 炮姜一錢

炒棗仁三錢 当歸三錢 白术三錢 柴胡五分

生甘艸一錢 茯神三錢

引加藕節三塊 水煎服

一男五十餘歲素日多經營以操心思慮不遂嗽則痰中帶血神倦飲食

一[illegible]甘美服補中氣药不受動則喘嗽急六脉沉數而軟

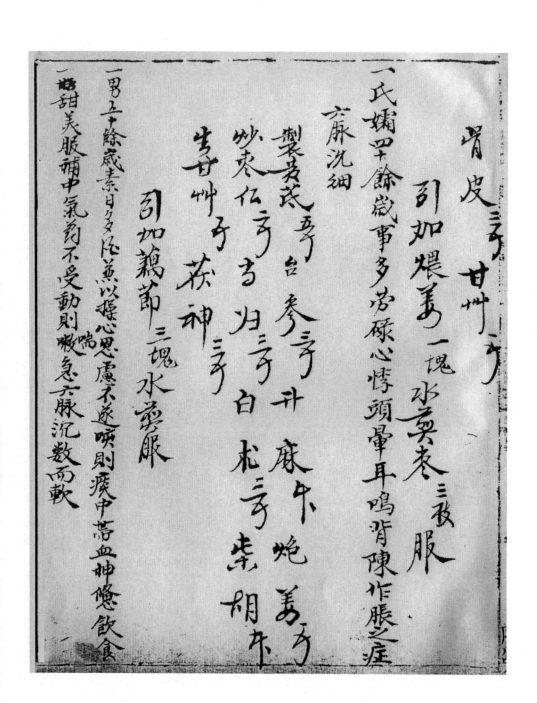

生地五分 熟地五分 天冬三分 麥冬三分
膠珠錢 川貝二分 棗仁朱 五味九粒
花粉三分 百合三分 通草朱 甘草錢
引加藕汁少許冲 水芝服

一氏七十餘歲渴氣思慮以致喘咳痰稠干粘食少六脉沉急無力
蔞仁三分 枳殼三分 麥冬三分 花粉三分
棗仁三分 生地五分 知母三分 陳皮二分
川貝二分 甘草錢
引加藕薺汁少許 水芝冲服

一氏三十餘歲素血虛因遷居勞碌感冒寒壯熱嘔吐頭疼六部浮急

而沉濇

當歸三錢 蒼朮一錢 荊芥一錢 茯苓二錢

川芎二錢 陳皮一錢 生黃一錢 紫菀一錢

山藥一錢 甘草錢

引加生薑三片 葱白一寸 水煎服

一氏三十餘歲因勞碌心悸夢遺食少体倦等症六部沉微

黃耆五錢 台參三錢 茯神三錢 五味一錢

歸身三錢 白朮三錢 棗仁二錢 陳皮錢

龍齒錢 甘草錢

引加元肉五分 水煎冲硃砂三分服

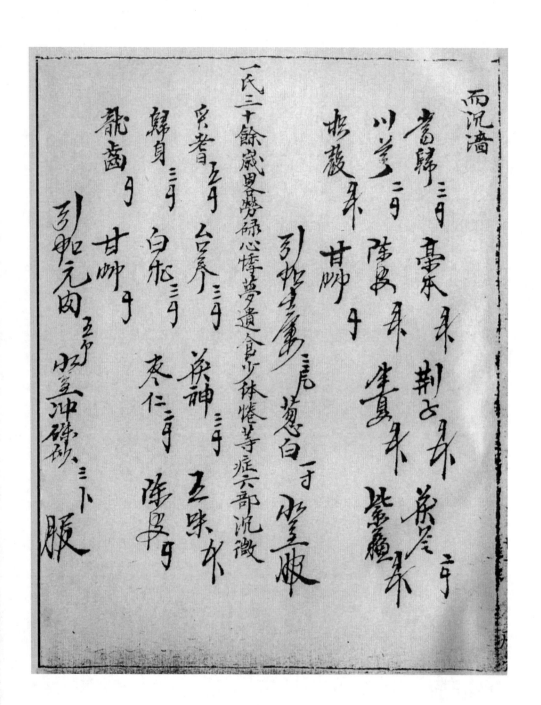

瘀血

一氏四十餘歲素心不寧無子憂思不遂日晡寒熱嘔吐六脉沉雜

生地五分 當歸三分 茯神二分 川貝一錢

麥冬二分 杏仁一錢 棗仁一錢 陳皮分

枳殼一錢 甘草分

引加藕汁少許水煎服

咳嗽不食

一氏六十餘歲勞碌傷損心脾以致咳嗽不食六脉沉微

川玉金三分 麥冬三分 扁豆一錢 百合三分

東洋參二分 山藥二分 茯神二分 橘紅分

粉甘草 錢

引加生薑 片 梨 片 水煎服

氏孀三十餘思緑(慮)勞慮(碌)心思不遂寒觸服散藥太多現咳嗽吐痰自嘗

心熱自汗不食六部沉微不寐不欲飲水而干

東洋參 三錢 麥冬 三錢 茯神 三錢 五味 錢

小生地 五錢 天冬 三錢 棗仁 二錢 百合 三錢

半夏 三錢 甘草 錢 陳皮 二錢

引加勃薺汁 久餘 水煎沖服

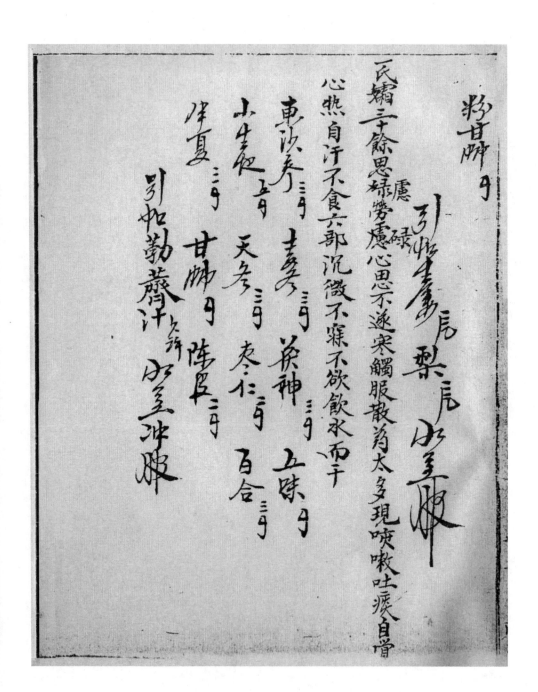

麓人孫氏醫案卷陸拾陸

山左歷邑麓人孫起舜纂述
男壽亭 孫懋齡
侄慎亭 修 參議

腿疼腰疼

一氏二十餘歲兩腿作疼行步艱難六部沉細而微神倦食少

安茯三錢 蒼朮三錢 升麻一錢 羌活三錢
歸身三錢 白朮三錢 柴胡一錢 熟地五錢
附尾 杲 甘草一錢
引加鮮皮十二片 水煎服

一氏三十餘歲因小兒生花險幾絶嗣慮憂勞碌以致腿腰胯痛不能動

轉六脉沉細

靈仙三錢 赤芍三錢 茯苓三錢 炮附錢

當歸三錢 蒼朮二錢 首烏八錢 獨活三錢

牛夕三錢

引加生姜三片 水煎服

一氏五十餘歲素多氣腰疼不得轉側咳則疼甚六脉沉

香附三錢 玉金三錢 桃仁錢 杜仲錢半

木通錢半 紅花錢半 元胡三錢 枳殼三錢

官桂錢 陳皮錢 木香錢

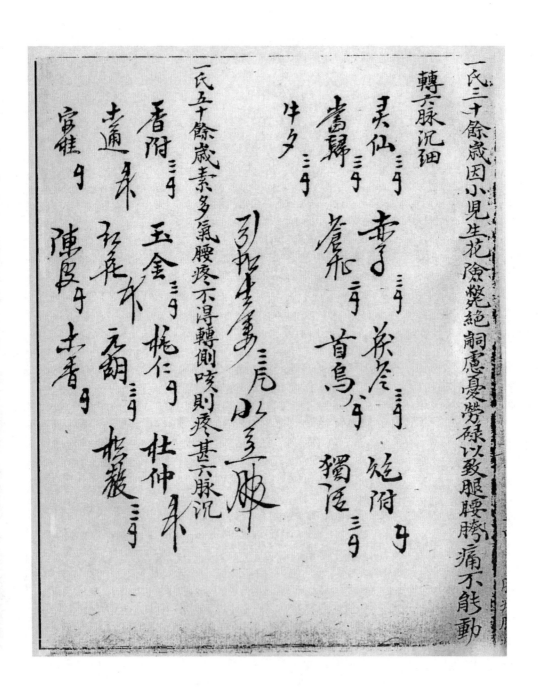

引加蓮梗尺二寸 水二盅煎

一氏三十餘歲勞碌胃脘疼痛夜則腿酸起則稍減六脉沉細神倦食少寐則神昏事多

黄耆三分 白芍三分 茯神三分 首烏炙五分

歸身三分 白朮三分 棗仁炒 升麻炒

柴胡分 甘草分 龜板炙四分

引加生薑三片 大棗二枚 水二盅煎

一男四十餘歲上焦口熱唇爛腰腿酸疼六脉沉濇

熟地五分 龜板炙四分 澤瀉二分 鹽知母炒

黄柏鹽炒 丹皮三分 首烏五分 茯苓三分

引加青鹽一撮 水煎服

麓人孫氏醫案卷陸拾柒

山左歷邑麓人孫起舜纂述

男壽亭　孫懋齡

姪慎亭　修　參議

中風

一男四十餘歲出差着氣不遂感寒車內手振車窗忽隨知不用月餘現今左手足畧知動不得自然六脉沉濇

製耆二錢　臺參三錢　椹五錢　桂枝錢

歸身三錢　首烏八錢　巴戟二錢　勾藤錢

陳皮二錢　松節錢

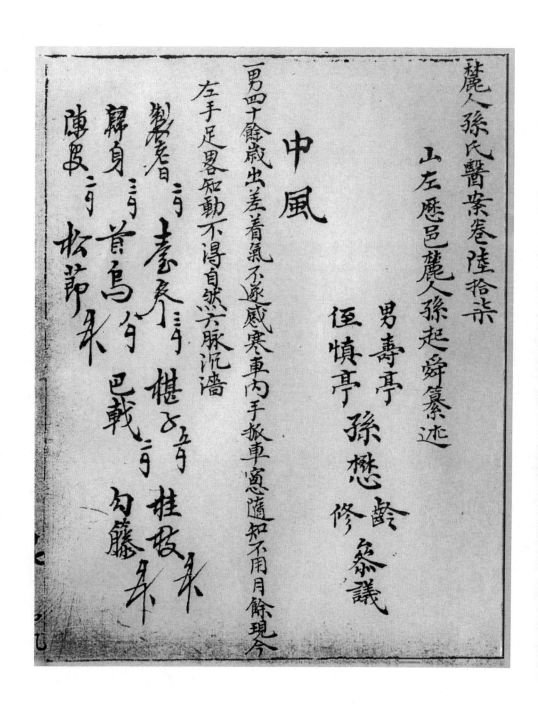

一氏四十餘歲半身不用百日矣時今知能靈動但食体倦六脉沉濇

引如老依嘴三錢　水芝服

虔良丁三錢　扁豆三錢　枳殼二錢　白芍三錢

山藥五錢　建曲二錢　當歸二錢　桂枝尖

虎骨酥炙錢　甘附錢

引如老依嘴三錢　水芝服

一男出差至北四十餘歲過沙數里手扶車窻忽覺不爽右手足不用口眼咼現歪斜言語蕪有不清回署醫治六脉沉濇精神飲食尚少二便稍有不順

首烏八錢　巴戟二錢　當歸二錢　枸杞三錢

桂枝三錢 灵仙二錢 杞子三錢 寸冬三錢

龜板三錢

引加竹瀝薑汁沖服 三十餘劑手足畧有知覺伸屈 後加

熟地一兩 製耆三錢 麥冬三錢 續服漸愈

半身不用

一男四十餘歲左手足不用百日矣得熱則爽六脉沉緩右大于左

麥冬三錢 山藥五錢 巴戟二錢 党參三錢

當歸三錢 枸杞三錢 菟絲五錢 [illegible]二錢

桂枝八分 炮附八分 陳皮八分 甘草錢

引加生姜三片 爪嘴三錢 沖服

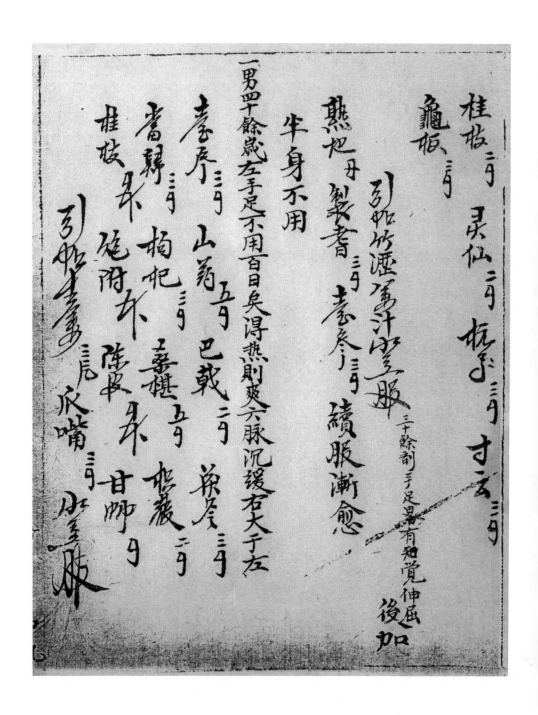

半身不用

一男四十餘歲服熟地黄者不受悶不欲食体倦兩脉沉細右部兼大

党參二錢 扁豆三錢 白芍二錢 建曲錢(?)
山藥五錢 陳皮二錢 當歸三錢 枳殼錢(?)
茯苓二錢 甘草一錢
刺蒺藜二錢 明天麻

手足不仁

一氏四十餘歲前四肢不用今已轉動不得靈活但飲食不甜不時口甜渴燥
不快右脉大于依手

党參一三錢 山藥五錢 炒棗仁 當歸二錢

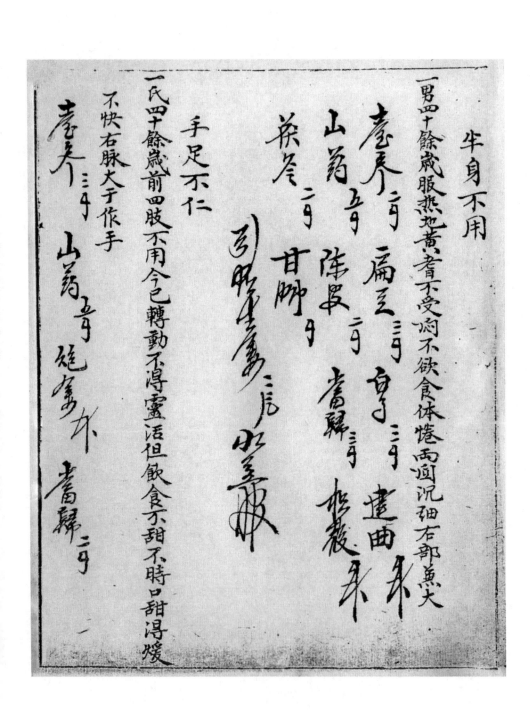

茯神三錢 陳皮一錢 干薑三分 桂枝一錢
枳殼一錢 首烏三錢 甘草七分
引加灰嘴三錢 水煎服

一男四十餘歲左手足不遂今服健中和胃温藥即光手足不仁能以行動
右脉大于左脉
黄芪三錢 山藥五錢 干薑一錢 香附三錢
茯神三錢 炮附七分 當歸二錢 建曲一錢
枳殼一錢 桂枝八分 首烏三錢 甘草七分
引加灰嘴三錢 薑一片 水煎服

一男五十餘歲先右手足不仁百日矣條[illegible]服鴉足焙燋黄一分冲服出凉汗甚多

右手足微輕惟左手足更不用矣六脉沉微畏寒就涼方好
桂枝三錢 鹿茸一錢 炮姜二錢 香附二錢
當歸三錢 陳皮二錢 [illegible]三錢 寄生三錢
甘草錢
引加生姜三片 灰嘴三錢 水煎服
一氏四十餘歲手足麻木條有筋掣十攣耳鳴面目皆木六部沉濇
炙耆三錢 桂枝木 [illegible]三錢 首烏五錢
歸身三錢 白朮米炒 人參二錢 姜黃八分
炮姜木 生地錢
炙草 引加灰嘴三錢 清酒少許 水煎服

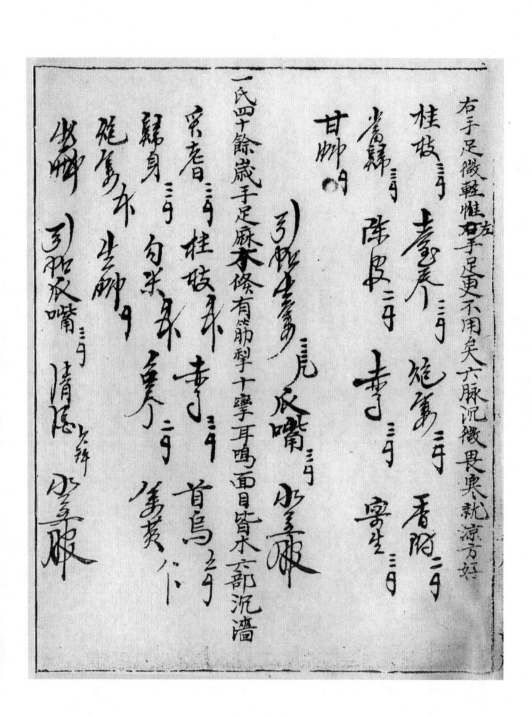

一氏五十餘歲烘被起火觸驚越二月行動倏倒以致右手足不用面手畏寒大便干燥六部沉

香附三錢　木瓜三錢　桂枝二錢

當歸三錢　炮附子　虎骨二錢

羌活三錢　建曲二錢　杏仁三錢

引加瓜嘴三錢　雲藤

一氏五十餘歲本有右手足不仁倏遇氣惱則不語右手足不用昏冒似知人事而有不知六部沉緩自汗呵欠

首烏八錢　當歸三錢　巴戟三錢　龜板四錢

靈仙三錢　枸杞三錢　桂枝三錢　木瓜三錢

松節柔　引加灰嘴三分　生姜三片　水煎服

陽脫

一男子五十餘歲前二年腿疾痛半年未愈服補中益氣而愈常有頭疼大便或結或溏外体胖大武官之職十一月初出差下馬覺暈漸至半身不用轎抬來家請醫作中風治之用活血舒絡疏散之葯至夜周身大汗不懂人事目開面黑聲鼾手撒左脉沉緩而微左手臂知覺右三部沉急無倫右手不用此先藏絕陽脫不知之症至明早而斃無立方

麓人孫氏醫案卷陸拾捌

山左歷邑麓人孫起舜纂述
男壽亭　孫懋齡
侄慎亭　修　參議

平胃

胸悶食少

一男六十餘歲痰凝氣滯知氣而不飲食兩關沉滯大便干燥

香附三錢　蒼朮三錢　建曲三錢　檳榔三錢
枳殼錢半　川芎錢半　白芍三錢　生薑三錢
厚朴二錢　甘草一錢

引加生薑三片 陳香元二分 紫蘇

惡心噯氣

一氏四十餘歲氣滞不遂兼以停水以致胸悶惡心噯氣兩關沉濇

蒼朮三分 茯苓三分 半夏三分 白芍三分

陳皮二分 枳殼三分 木香一分 砂仁五分

甘草一分

引加陳香元二分 紫蘇

血氣胃脘不和

一氏三十餘歲風寒已解但血虚胃脘不和

川芎一錢 當歸三分 枳殼五分 稻芽二分

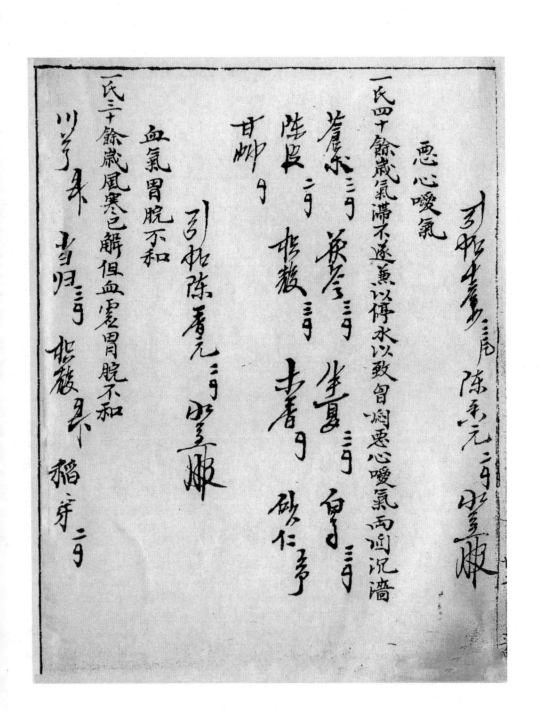

南星分　白芍錢　茯苓錢半　橘紅分
甘草分　引加生薑三片　水煎服

停滯

一小兒五歲因食粘羔以致嘔吐大便欲行不下發熱、
紫蘇分　桔梗二分　陳皮八分　甘草分
枳實錢　山查錢　厚朴錢
引加生薑三片　蘿卜三片　水煎服

不食

一氏三十餘歲氣怒悶塞不舒吐酸胃悶脇疼不大便不思食等症

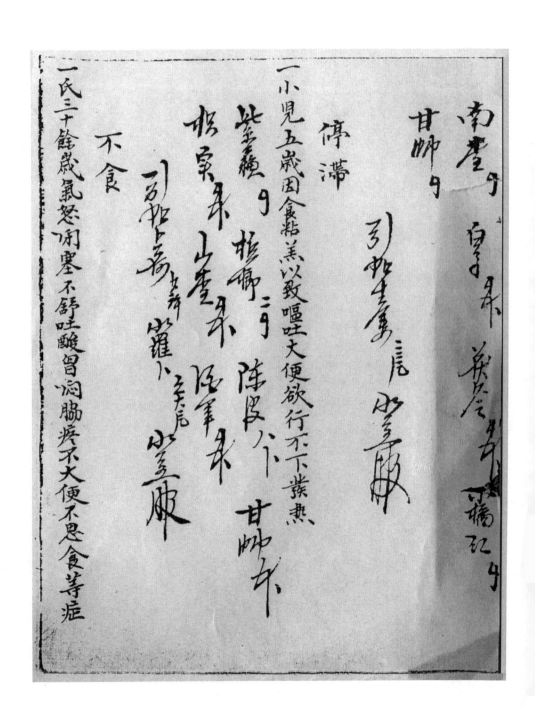

蒼术三分 枳實三分 木香分 半夏三分

陳皮二分 檳榔三分 茯苓三分 杏仁三分

砂仁分

引加藕節三塊 水煎服

嘔吐嘈心

一氏三十餘歲飲水食物不化壅痞胃脘心嘈吐食

枳實三分 陳皮二分 半夏三分 檳榔五分

砂仁分 杏仁三分 茯苓三分 蒼术三分

甘草分

引加生姜三片 水煎服

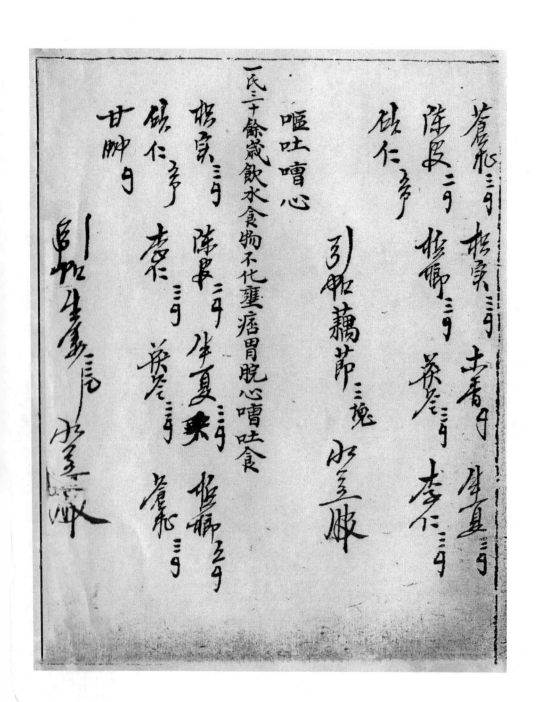